病気は心がつくる

大澤秀行
Hideyuki Osawa

論創社

まえがき

本書『病気は心がつくる』の執筆を思い立ったのは、今から一年半ほど前である。日本の医療費は二〇一七年度、四二兆円を超えたと言われている。もし、仮に自らの力で健康を保つことができるならば、恐らくこの医療費は一〇分の一になるであろう。それを思った時に、多くの病気は心が作り出していることを理解していた私は、自己予防としての心身症の本を書こうと思い立った。幸いセラピーを通して、多くの症例を体験し、クライアントの改善治癒を目の当たりにしてきた。この事実は理論の実証として、我が意を強くさせた。すなわち、世に出す決意をさせた。そんな折、私は一冊の本に出会った。それは、雑誌『imago』の特集〝〈エス〉とは何か〟（一九九五年十月刊）である。その中のある一文に目が留まった。

それは、野間俊一氏の『エスとの対話〈ゲオルグ・グロデックの治療理念〉』である。このグロデックは、まさに私そのものだった。ドイツ、バーデン゠バーデン温泉療養所を営む一般開業医だったグロデックは、エスという概念を生み出し、それをフロイトが引き継いだといってもいい根本理念を作った人である。そしてそのエスの概念を臨床で実証した人なのである。それはラカンのいう、身体は文字が刻まれた辞書のようなものであるということを臨床によって裏付ける内容であった。彼は確信をもって、この仮説のエスを説いた。エスの核心について、野間氏は文中でこう書いている。

――（前略）格別な臨床価値を有しているという彼の医者幻想は、事実患者の病気が快方に向かったという無数の臨床経験に基づいている――。

私が本書執筆を考えたのも、まさにこの臨床事実が背景にある。そしてこれを世に出すということは、野間氏の文中にもあるが、グロデックの発想は神秘主義と極めて近い位置にあり、決して私達の論理要請に答えるものではない。

さらに「彼の思想を単に心身医学草創期の思弁的論理と捉える者も多い」とも書かれている。この神秘主義と思弁的論議であるという誹《そし》りを免れないことと知りつつ本書を書き続けたのである。擱筆する前にグロデックに出会ってしまった。そうなると本書は二番煎じを免れることはできなくなるが、それでも敢えて私は書くことにした。なぜならば、現代に生きたグロデックの再生として自らを捉えることで、敢えて二番煎じを出してしまおうと決めたのである。

断っておくが、私はグロデックの著作である、『エスの本―無意識の探求』（誠信書房）、『エスとの対話―心身の無意識と癒し』（新曜社）を、一行も読んだことはない。

本書に記載した病気とその症状については、『病気と症状がわかる事典（改訂新版）』（日本文芸社）を参考とした。

目次

序章

仙台ラカン講座（二〇一七年十月十四日）の抜粋

心身症のメカニズム

私が何より語るのは、臨床ということです。臨床とは事実です。事実の中から真実として言語にしたのが、私の心身症という理論です。事実と真実は全く違うのです。いわゆる、事実というのは事例でしかない。

秋田県の玉川温泉で、あるおじいちゃんが、十三年前に癌で余命三か月と言われてここに来て、今もいると、今朝のテレビで放映していました。全員が癌が治るわけではないのです。しかし、治る人もあるというのは事実です。それがどうして治ったかの真実については誰も語れない。世の中には民間療法と称して、非常に数多の治療法が存在します。でも、玉川温泉でインタビューを受けたおじいちゃんは、十三年生きている。そういった事実があるが、それは事例でしかない。その事例を、私は真実という形で理論体系化した。体系化したというところが、理論化なのです。そういう形式をとらないと世の中の今後に理論が生き延びないために、私はそれを集大成し、本書を書き上げようとしたのです。

さて、心身症という概念からお話ししましょう。認識する第一歩として、人間というものは何かという事実と、真実に迫ってみなければなりません。

人間というのは、簡単にいえば心と体の二重構造です。神様が人間に首という部位を作ったのは、深い意味があります。実は、心と体は別物だと、神は言いたかったのです。それをまさに、首とい

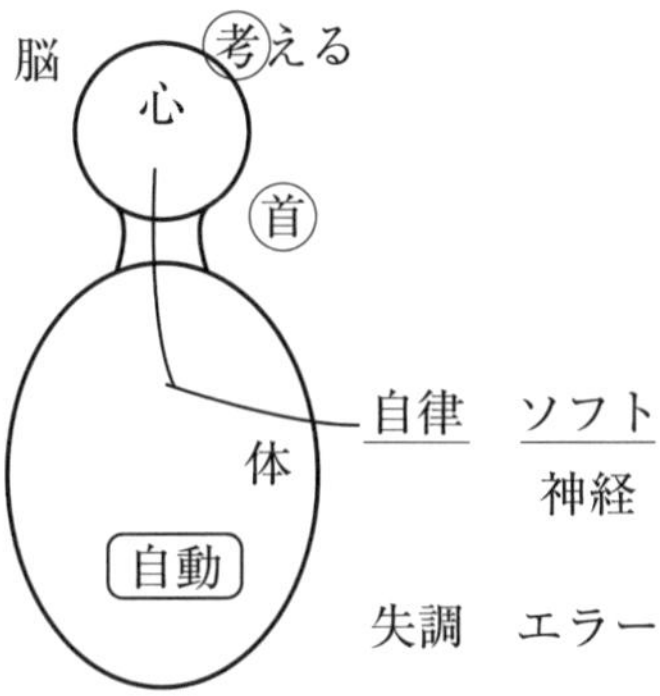

図１：心と体の模式図

う接合部で繋《つな》いでいるに等しいわけです。心と体が別物だということを教えてくれている動物がいます。キリンです。

私は、あれは宇宙人が来て、遺伝子操作して作ったと思うのです。理屈的には適者生存で、アフリカの高い木の上の葉を食べるために首が長くなったという説はありますが、しかし百年や千年であそこまで伸びると思えない。そして不合理です。運動しにくいし、バランス悪いし、どうもあれは奇妙過ぎるのです。

キリンに心があるかは別として、心を言葉に変えて、思考するという機能を心と置き換える。そうすれば、考えるということが心だと規定できます。ならば、体は何と表現したらいいでしょうか。

自動と他動の二つの概念に分かれます。臓器は自律神経がコントロールしています。工場でも必ずオートマチックにはコンピューターが付いている。体を動かすオートマチックのコンピューターを、自律神経といいます。頭が痛い、肩こりがひどい、下痢するなどを訴えて医者に行き、調べるが、何も異常がない。その時の診断名は、自律神経失調症です。

そもそも体には自律神経というコンピューターハードが入っています。臓器がそれぞれ勝手に自律して動くコンピューターを自律神経といいます。だから脳の回路を通らない。本来、自律神経というのは、思考、脳、心に影響を受けない単独の独立したコンピューターであるはずです。自律神経失調症というのは自律神経がエラーを起こすのです。

現在、多くの電化製品は、動体部分（ハード）と、それを動かしているソフトで構成されています。車もコンピューターの塊です。だから、部分で直せないので、アセンブリー交換になる。

そのように人間も一つの生命システムとして考えると、ソフトとハード、いわゆる、思考と神経、電気でいうと配線で、配線回路があってその全体をプログラムしたソフトとハードで構成されている。それらがセットされて正常に動くのが人間の基本であり、健康です。

ところが、不具合というのがやはり生じる。ネットが繋がらないとか、フリーズするとか、不具合が生じる。

フリーズというのは凍り付くという意味です。凍り付く状況を体験した人を何といいますか。この言葉からある病名に行き着きます。これをトラウマ、心的外傷・ＰＴＳＤという。あれは恐怖体験者です。恐怖というのは凍り付く、だからフリーズ体験をトラウマという。

フリーズ・心が固まるとは、脳でいえば思考停止です。思考停止とは、自分が動けなくなる、動けないということは判断できないから体が動かない、咄嗟《とっさ》の判断ができない。

そのように我々の体が止まるとは、脳の指令が止まることです。この状態がまさにパソコンでいうとフリーズ、つまり問題の処理ができない状態です。人間の脳とは、情報を処理しているのです。

これが思考です。だから思考スピードが遅いと情報処理ができなくなって、完全にフリーズしてしまうのです。要するに、ある種の強制電源オフのように、体が止まってしまう。そうすると体の正常な機能が一時ストップする。このフリーズが自律神経に影響するということです。主電源を切られるから、体の電源も切れる。すると不具合（エラー）を起こす原因をエラーした部位にマーキングしてしまう。こんなことが度重なれば、自律神経に異常が起きてくるというふうに考えるのです。

本来何事もなければ、自律神経はまさに自動的に勝手にソフトを更新しながら動くのです。それで我々は五十年、百年生きられているのです。でも病気をする人がいる、身体に異常を来す人がいるということは、自律神経の不具合からきていると考えるのが妥当です。本来ならば人間のソフトは、脳のソフトと体のソフトは別々だから、脳が壊れても体は動くのです。メインコンピューター（脳）が壊れても、自律ソフトは動いている状態を、心が死んでも体が動いているので、意識不明、もしくは植物状態という。

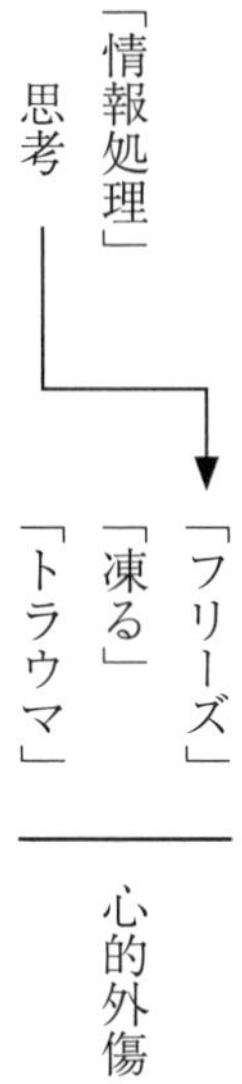

図２：トラウマの形成過程

心・脳が死んでも動くということは、独立した機能だということを証明している。脳が死んでも体が動くということは、体はそもそも健康だということです。基本的に人は病気になるはずもないし、癌になるはずもない。だから心が恐怖体験をしなければ、フリーズという電源回路の一部の一瞬でも遮断が起きなければ、一切自律神経ソフトには障害が起きないということです。脳が恐怖というものを認識しない限り、トラウマを体験しない限り。

恐怖というのは、全ての人が同じ恐怖を感じるわけではありません。生活していく中で、自分に恐怖を与える人・事・物に絶対に遭遇しないとは、言い切れません。我々は社会に生きている限り、蔓延している恐怖の中で生活していることになるのです。換言すれば、我々は常にトラウマを作る環境にさらされているということです。病気の種は、私たちの体の外側に蔓延しているということです。だからこそ、心身症について話す価値があるのです。

簡単にいえば、全ての病気は自律神経の失調と仮説を立て、その仮説が一つの真理になるところまで、私は心身症の論理体系を作ったのです。

なお、一般に「心身症」という場合の医学的定義は次のとおりである。

「心身症とは身体疾患の中で、その発症や経過に心理社会的因子が密接に関与し、器質的ないし機能的障害が認められる病態をいう。ただし神経症やうつ病など、他の精神障害に伴う身体症状は除外する」（日本心身医学会、一九九一）

恐怖の構造

恐怖から逃れる術《すべ》は、社会に接触しない、すなわち引きこもることです。この人達はトラウマを作らないための防衛、シェルターに身を隠しているのです。人に会わないから傷つかない、そうして防衛している。賢い人達というべきです。

社会の中で引きこもるのは難しい。だから人々は、病気して病院に引きこもる。入院は引きこもりの場です。社会から遮断され、さらに麻酔をかけられて寝てしまう体験ができる。これは擬死体験です。引きこもりの強制版です。強制引きこもり入院を病気といいます。それはもう心が疲れたのではなく、自律神経の障害が起きるほど、脳がフリーズしてしまった。それほど積もり積もってしまっているということを語っている人達なのです。それを症状という形で、表に出している人達を病人といいます。

人々の思考というソフトと、体を動かすソフトは別だということです。意識不明という状況が教えるように、別物であることが証明されました。だから意識が止まっても体が動いている。だから首でジョイントするようになっているのです。

次に、我々の生命の最初の恐怖体験について考えてみます。

最初の恐怖

我々が生命として、初めてこの世に出てくる時の最初の恐怖体験は、窒息体験です。産道を長く窒息したまま出てくると、仮死状態です。だから誕生の際に泣くことが、非常に明確な命の印になるのです。こうして我々は最初から恐怖を味わって出てくるのです。

二番目の恐怖体験は何か。その存在を心理学では「寄《よ》る辺《べ》なき存在」と規定した。寄る辺なきとは、誰かの力がないと自力で生きていけない、という無力な存在を規定した言語です。人間は一人で生きる自律（自律神経の〝自律〟）を獲得するまで、何年も要するのです。心も体も自律して初めて自律神経は正常な動作ができるようになるのです。

三番目の恐怖は何か。窒息から始まり、自分一人では一秒でも生きていけない状態です。温めてもらわないと死んでしまう、おっぱいをもらわないと死ぬ、呼吸を止められたら死ぬ、常に死の危険にさらされ続けているこの状態が寄る辺なき存在です。母の保護、世話行動がなければ、赤ちゃんは数分も生きていられないのです。

三番目は飢餓、四番目は安定備給、栄養補給が安定して継続的に備給されるかどうか、それを子供は期待する、そこで予測通り事態がやってくれれば、子供は安心できます。この四つが満たされて、初めて安心というレベルが訪れるわけです。安心というのが保たれないと、五番目に、安定が崩れた状態で不安となってしまう、早い時期に不安は出てくるわけです。この不安を感じることで泣き叫ぶというサインを出せるのです。不安を感じないと赤ちゃんは泣けない。だから、泣かない子が危険なのです。後の、良い子の原点はここにあります。

今は生まれて二十四時間以内の話をしています。人間の健康の基がこの二十四時間のサイクルで決まるわけです。これが何日も何か月も保育器に入っていたら大変です。だから産まれてすぐに、母の温もりと拍動を、一瞬でも早く伝えなければいけないから、すぐに抱っこする。ここに最初の状況がインストール・刻まれるわけで、これがソフトの基本になります。

このように五番目までいきました。不安な状態が刻まれてしまう。これが泣き叫ぶことで安定備給へと母親を促すわけです。ここでもう一回、四の安定備給が取り戻されたとします。そうするとここで安心が生まれます。四の継続が安心です。そうすると三つの危機以外で泣くことはないです。ちゃんとサインとしての泣くという行為になります。しかし一～四が不適切の場合は、何かいつも

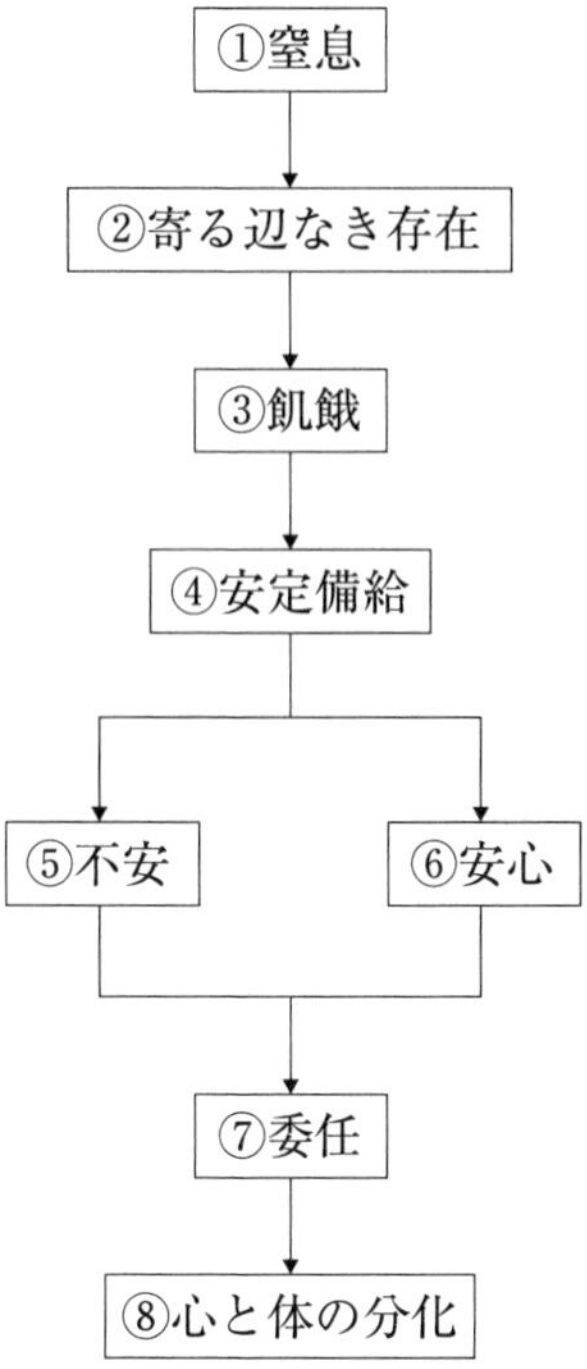

図３：赤ん坊の体験プロセス

泣いていたり、保護者の側も泣くというサインがうまくつかめない。ですから、確実にそれをするということがまず人間の心の基本、自律神経の障害を起こさない基本ソフトの作成になります。

こうして心と体が自律して脳は脳、体は体と少しずつ分離していくのです。ということは、機能の違いに気付かなければいけない。体の機能は自律神経にお任せ、ということは、任せるという心が、そこでもう既にインプットされたことになります。委任という言葉がいかに大事か、それが六番目です。体のことは体に任せる、脳のことは脳に任せる、心と体の分化を成し遂げる時期が次にやってくる。どういうことかというと、脳の役割は体と違うのだということを教えないといけない。ということは、いわゆる生理学機能とは違う脳が心というものに変わっていく脳の思考力、その独自性を脳に刻まなければいけないのです。

では、何によって脳の独立性は刻まれるのか。ここにまず五官の発達があります。脳というのは五官に切り替わります。体に託されるのは、接触という一つだけ、身体の自律神経は触覚だけ、それ以外の四つの知覚が心の機能を作るのです。

まなざしの重要性

視覚を心理学では「まなざし」といいます。まなざしには触覚のような実際的な痛み、匂いのような具体的なもの、音のような振動数も一切ありません。無痛でやってくるので、目が痛いとか網膜に映像が現われているという知覚は一切ないのです。

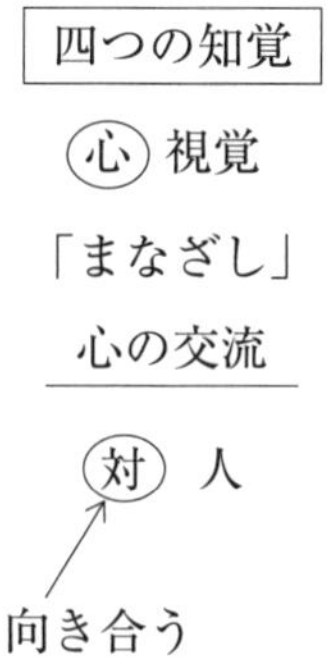

図4：心の交流

私たちの体は、内臓でさえ何かと接触しています。例えば胃袋と内容物が。肺だって心臓だって、血液は血管の中を流れているのですから、全部接触している。体は接触で構成されているのに、視覚は無接触です。だから、視覚には接触障害はない。母親が、子供をしっかりとアイコンタクトをします。これがまなざしの体験であり、お母さんにしっかり目線を向けられた人のみが、実は六番目の委任（図3参照）ができるということになります。見てもらっていない人は、委任が学べないということです。だから、「目を見れば嘘をついているかわかる」という言葉が出てくる、「目は心の窓」といわれるように。

こうして、もう六段階目にして心と体が分化します。心の機能というのは、見られることによって動くもの、体の機能というのは接触です。体液が流れ、いろいろなものが体の中で安定して備給されて対流する。ですから体の場合は、対流です。脳梗塞は血管が詰まって対流がなくなることです。滞りない流れを繋《つな》ぐのは血管です。心の場合は交流です。体は栄養と血液が対流しますが、心の交流、心の相互関係が対人において生じるコミュニケーションのことです。対人関係が滞ると脳血栓、脳梗塞、心筋梗塞のように、関係が遮断されてしまう。ここで心と体に共通した〝交流〟という文字が見えてきました。体の場合は交流といわず、〝循環〟といいます。

ただ循環しているだけではない。腎臓も肝臓もそうです。腎臓の機能は汚れた血液をきれいにする。これを代謝といいます。代謝が悪くなると、老廃物が溜まって体は病むことになる。ですから、対流は大事です。そして代謝による対流が滞れば代謝は悪くなる。すると、元に戻ろうとして体は、代謝をよくして常に老廃物を出そうとする。このように交流（循環）していくということが、命を永らえるということが見えてきました。

代謝・循環・対人交流、全て交わって流れる、対話しながら繰り返し巡る、対《つい》になるということ、だからここには単独は存在しない、孤立してはいけないということ。常に人と人とが交流していくことが、寿命を延ばすことだといっているのです（「対《つい》」とは向き合うという意味で、対立の対と受け取らないでください）。その対象から逃げないということ、そして交流する。交流とは何か。相手の意見を聞き入れる、自分の意見を主張する。一方的に聞く、言うだけではなくて、相互交流が基本です。お互い様、対等の立場で、言って聞く、聞いて言う、この繰り返しを交流といいます。だから一方的であれば、それは交流とはいいませんし、そうすると詰まってしまうということになります。

六番目の委任を学び、心と体がしっかりと独自性を持ち、それぞれが障害なく機能していくということが、生後半年ぐらいでできてしまう。

八か月になると、もう既に交流性の領域に入ります。お母さんとだけ交流している子は、他人に違和感を感じます。この違和感を「人見知り」といいます。嫌っているとか避けているという意味ではなくて、その違和感の象徴が人見知りということなのです。それは同時に、自我の芽生えを意味すると、心理学は定義しました。

まなざしという事柄が、実は人間の心と体の分離の第一指標だったということです。この学習を鏡像関係といい、このことを学習する時期をラカンは、鏡像段階といいました。体と心の発達の基礎にしたのです。こうしてもう既に体は作られてきているのです。

体は宇宙

体は、体の宇宙を持っていると思ってください。宇宙の中で体と体同士がコミュニケーションしていると捉えてください。最近、ＮＨＫで放映したらしい。今までの医学では脳が総合司令塔として体の全臓器に指令を送っているという考え方だったが、実は臓器と臓器がコミュニケーションしているということがわかってきたと。

私は対話ということをずっと前から言っていました。対話というところに最終的に持っていきたいのですが、ここではまだ交流という形で留めておきます。

こうして体が独自のシステムを完成させていくのが自律神経の完成です。これに障害を及ぼさないように、脳と心の恐怖体験はできるだけ少なくしておきたい、ということです。子供は安心と安全の中で過ごす必要性があります。健康の基本は安心と安全です。言い換えると、心の安らぎが人間の健康の基本だということです。怒る・叩く・威嚇する・怒鳴るなんてとんでもないわけで、虐待やネグレクトという養育放棄も最悪です。まなざしを向けて世話をするということが、そして安定備給が安心と安全の基本だということです。この中で心と体が作られる。それぞれが機能しながら、それぞれが有機的に繋《つな》がる。体という細胞の集合体に神経を通すことで、脳と臓器はつながっています。しかし、頭には脳以外にはない。脳は当然何かを作ったりしているわけではなくて、計算しているだけですから、全く体の臓器とは別格な存在です。五臓六腑に脳は入っていないので、脳は別物ということになるのです。

このように考えていくと、人間の病気が訴えている内容というのは、非常に多岐にわたり、内容豊富で、人間の心の複雑さを反映していることに気付くのです。だから人間の心の複雑さだけ病気の数もあるのです。この理論でいけば、体の症状・病気を通して心が見えるということになります。

仏教は、科学的に説明する論理的言語を持っていませんでした。だから何かに喩えるとか、何かに置き換えるという表現しかできなかった。科学はそれを言語でどこまでも論理的に詰めていく。宗教を、私は否定するわけではないが、宗教は喩えが多過ぎて本質が伝わらない、説明がない。精神の科学はそれを説明してくれたので、私はこの世界を選んだのです。

私にとって宗教と精神科学の区別はなく、全く一緒です。ちょっと表現を変えれば、宗教的教義をしゃべっているのと半ば同じになってしまうのです。いつの間にか物理学の量子力学について語っていたり、いつの間にか医学について述べていたりということになってしまう。科学と宗教と

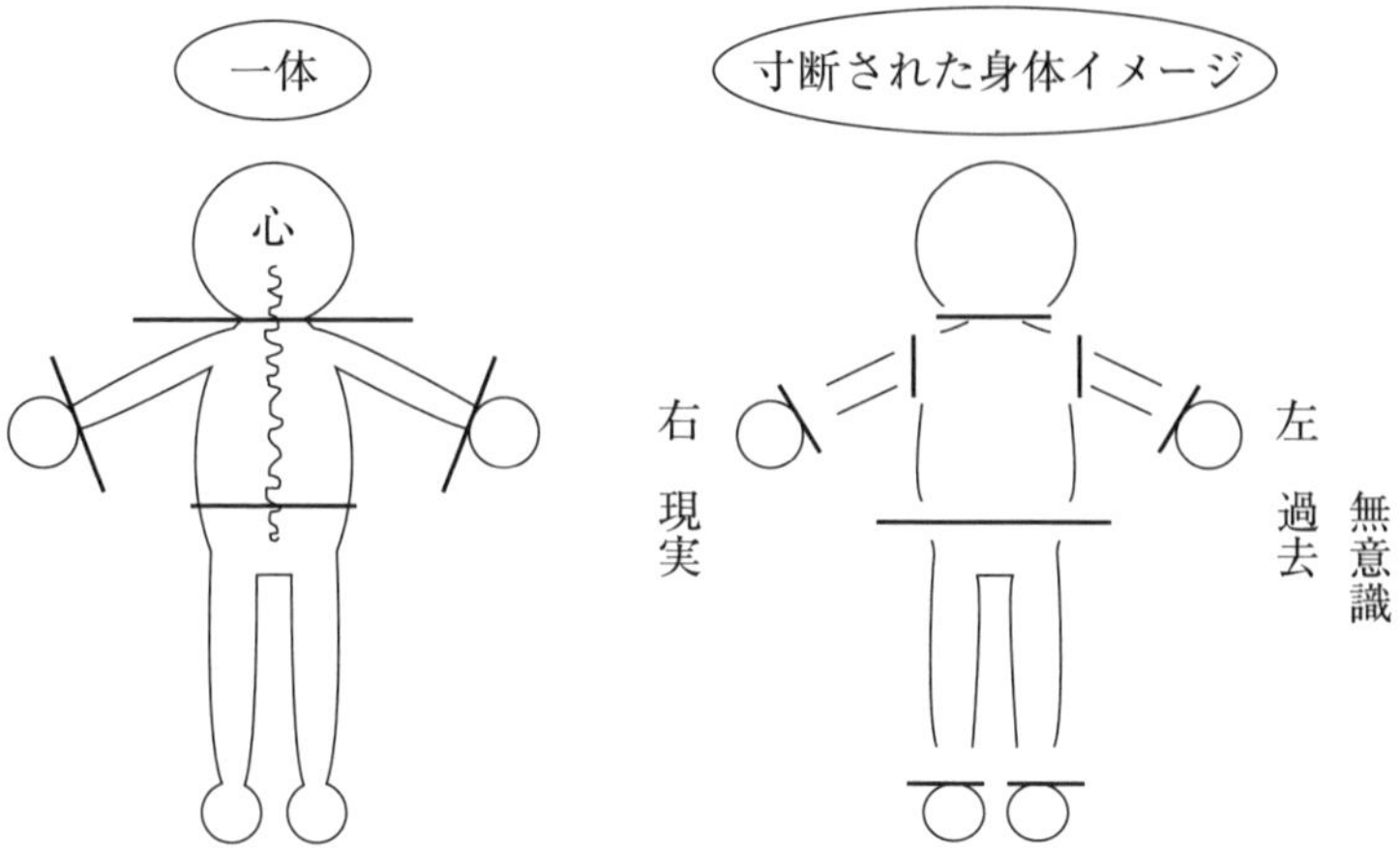

図5：心と身体イメージ

医学が融合してしまったので、全てが一つに見える。そうすると時空を超えてしまうのです。

心と体は首で分離され、脊椎で繋《つな》がり一つの体という認識を持てるのです。しかしラカンは、身体イメージは切断されていて、体はバラバラだと説いたのです。手の感覚がなくなれば、物の認識はなくなります。足もそうです。ですから人間はいくつかの部位に分断されるということになります。人間というのは危うい存在、これをバラバラの身体イメージと定義します。人間は脳、そして首という接合部があって、腕があって、手がある。

そのバラバラの感覚を一つにまとめて、全体の身体イメージを、人はつくるのです。例えば、右側は現実を象徴し、左側は過去であり、それは無意識を表します。

先ほど示した六段階目の委任をします。そうすると何が起きたかというと、心と体の分化が生じます（図3参照）。先ほど臓器もコミュニケーションしていると述べましたが、コミュニケーションするということは思考しているということでもあります。腸に第二の脳があります。しかし腸の思考よりも、脳の思考の方が優先されるということです。

思考というのは言葉です。臓器も互いにコミュニケーションしているということは、体には体の言葉があるというわけです。コミュニケーションするための信号ツール、その信号は言い換えれば、言語です。それを〝体の言葉〟といっておきます。そして心の言葉は何を意味しているかというと、互いが言葉を持っているが、この言葉の共通性はないのです。まるで英語と日本語をしゃべっているみたいなものです。心と体は別々な言葉ですから、間に翻訳機が必要です。心の言葉を体の言葉に換え、体の言葉を心の言葉に、思考という形に換える変換器があるはずです。

これは何を根拠に言っているかというと、実はラカンには「人間の身体は文字が刻まれた辞書のような物である」という定義があります。全ての臓器、体表にも全部文字が書かれているのであれば、その文字を読み取れば病気が見えるというのが、私の理論なのです。脳は事象を思考し文章と単語を作り、それを体に刻んでいるのです。脳は全てを記号に置き換えるコンピューターで、それを体に刻みこんでいるのです。

思考に優位性があるために、脳が貼り付けた言葉に従ってしまうのです。体が委任を受けていれば、脳の言葉に従わなくてよかった。だけど最初の六段階（委任）でつまずいていると、委任していないので脳の優位性に従って、その言葉に沿ってしまうのです。だから自律神経の自律性が保てない。これは、自律できない子供の親子関係と全く同じ構造です。脳が親、体が子供のようなものです。

「心は体のモニターである」です。心は体を反映していると、実は、心が体に及ぼした症状がもう一回跳ね返って心を表しているわけですから、結果的には「体は心のモニター」なのです。そしてまた、「心は体のモニター」なのです。相互性があるので、どっちでもいい。だから心を見れば体が見えるし、体を見れば心が見えるのです。私は、心を見ます。なぜなら精神分析者だからです。医師にとっては体がモニターになるのです。

胃潰瘍を心療内科が扱うのは、心が体に現れた姿と捉えているからです。だから胃腸の病気ではなく、内科ではなく、精神的な問題ですといって作ったのが心療内科です。心と体の両面から治療するから内科と区別されるので、これを是認した表現と私は思っています。私は精神分析者ですから、心を見れば体が見えるという方向でアプローチしているのです。

第一章　心と体のメカニズム

初めに病気ありきは、先天性・遺伝子異常を病気とする身体に限った場合である。それ以外の身体の不調・不具合、様々な症状は、心がそれを作り出す。

病気とは、まなざしを獲得するために生じるものである。私たちは不具合が生じると病院へ行き医師に「診《み》てもらう」という。病気は、我が内なる心の声とし、言葉を他者に聞いてもらい、理解されたいことの、まなざし要求の姿なのだ。何より自己の無意識の声を聞かせ、それを言語化し、理解してもらいたい欲求の表現なのである。これが病気の目指すところであり、その意味全てだ。

1．心の定義

そもそも心とは何か？　我々は、心のありかを何で知るのだろう。

ハラハラドキドキ、怖い、それは、ときめきと恐怖心の表れである。このように我々は、心を感情として捉えている。人はその時々で様々な思いを抱く。その思いを人は、「心」という。

我々は考えたり、記憶したり、推理したり、予測を立てたり計画を立てたりする。過去を思いやった時は後悔、未来に思いをはせる時には計画性と意志を作り出す。もしくは、不安が生まれる。これらも「心の働き」と謂う。

以上まとめると、心は感情となり、意識となり、思考となる。これら三つを総称して我々は、心といっているのである。すると人は、いつもこの心の働き三つのどれかに囚《とら》われていることになる。寝ている時でさえ、人は夢を見て心を使っているのである。

(1) 感情(ホルモン内分泌系)

心が作り出すものに、感情がある。体でいえば、内分泌腺によって作られ、生成され、放出されるホルモンがこれに相当する。ホルモンは、伝達物質を作り、これを血液中に放出する。そして、特定の標的器官や内分泌腺の働きを調節する。この内分泌系のホルモンは、神経系と協力して体全体の活動を統制、調整している。

日常的に我々が自覚し得るのは、睡眠覚醒の日内リズムを司ることや、心拍数を高めるアドレナリンなどが代表的なものである。このアドレナリンは、副腎によって作られ分泌される。もちろん、脳の中でもホルモンが作られ、放出されている。特にその部位は、下垂体に多く見られる。

このように、心の感情は体が作り出すホルモンに相当するといえるのである。この関係を見ていくと、初めに心(意識+精神)ありき、すなわち、感情ありき、ということになる。幼少期において、心の働きが未成熟で、無知なその時においても、人はそれが感情・意識・思考と気付かないうちに、精神作用を行っている。これは、言葉以前に、体は既にホルモンを分泌し生命維持を行っているからである。体は心に先行して、実は心のもとを作っていたことになる。ホルモンの分泌は、世話行動により生まれる。身体の状況を作り出すのは、世話行動である。「安全・安心・快適」が心を作る。

では、どうして初めに言葉ありきといえるのだろうか。それは、後に人間が、象徴界を手にして、言葉(意味)において生きる存在になったからである。

(2) おもい

おもいには、「思い」「想い」「念い」の三つがある。

①思い

おもいとは、一般的にあれこれとおもい巡らすといったふうに、漠然としたおぼろげな映像を思い浮かべる。この映像を作り出す作用、または、心の働きを「思い」という漢字は、意味している。この思い浮かべるという心の働きは、自然に、または何かをきっかけに、まさに浮かんでくる映像を指す。すなわち、受身的な映像と言える。

②想い

あることについて、積極的に映像を作り出す心の作用もある。それがこの「想い」である。この想いは、主に芸術家やデザイナー、建築家などが立体的に無から有を作り出す時に使われる心的働きである。これを想像力という。そして、この想像力はテーマを形にするということで、創造力となる。

この想像力と創造力の違いは、漠然とした映像を明確な一つのまとまった形に描き出す能力の差異である。写真でいえば、ピントが合わなかったぼやけた被写体の焦点が合い明確な形を捉えたその違いである。

ゆえに、誰もがこの創造力を持つことはできない。ある限られた選ばれた知性の持ち主にしか与えられない、天賦のものである。しかし、凡夫も努力次第で近付くことは、可能である。それには、知性を持てばいい。その知性とは、言語の理解力である。すなわち言語を作り出す能力こそ、そこへと至る王道である。

インダストリアルデザイナーがある商品を新開発しようとした時に、例えば家電の洗濯機の新商品を作り出そうとした時に、その洗濯機は言葉から生まれる。省エネ・洗浄力・コンパクト・抗菌……等の新商品という言葉の集合から始まる。これを開発コンセプト「概念」という。新商品のコンセプトが機能的形を作り出す。商品化には、それに技術がプラスされる。ここで注意しなければならないのは、技術が優先ではなく、どんな商品を作りたいかと言う開発者の情熱と欲望に関わるのである。

飛行機を創り出した人類は、空を飛びたいというライト兄弟の想いから始まった。遠くさかのぼれば、それはレオナルド・ダ・ヴィンチに始まる。ライト兄弟の頭の中に、すなわち想いの中に技術はあっただろうか。彼らの頭の中にあったのは、自由に鳥のように空を飛びたいという、ただその思いだけであったはずだ。これは、無から有を生み出したと言えないだろうか。このようにして人間の文明が進歩したのは、この「想い」があったからこそなのである。

③念い

この「念い」とは、先述した「思い」や「想い」とは、何が異なるのかといえば、念じるという動詞に関わる点である。この「念」は、受身的や能動的、創造的な形態や意味のイメージの基になる言語とは違って、対象世界が人や社会、そして宇宙に及ぶ空間的な世界に意味を持たせるものである。

まず、人への念いとは、性格や人格、利害、コンプレックスが作動して他者を自分と同じ人間であるという投影によって交流がされる。この対人関係に中心的役割を念じるのが、性格と言われるパターン反応である。念じるとは、すなわち念うとは、他者を一つの人格や性格という心の構造論を超えて、宇宙に解き放たれたいわば、一個の形の定まらない流体のような存在に対して向かう心である。

つまり、念じることによって、念うことによって、その他者の流体はいかようにも変容させられるエネルギーであるという定義である。これは、世にいう「テレパシー」の概念に相当する。これを現実世界、社会において実践しているのが、ヒーラー、シャーマン、祈禱師達である。この考えの前提にあるのは、先ほど述べた人間を性格ではなく、一個の宇宙に解き放たれた流体と捉えるという定義による。

この定義は、時間空間の枠を超えた存在という定義である。古今東西の人々が、名付けた「魂」に相当するだろう。科学的にはこの念、念い、力学的には、念力は証明されてはいないが、事実としての事例は枚挙にいとまがない。

この念いは、決して宗教の専売特許ではない。誰もが日常的に経験している。「念いが通じた」「噂をすれば影が差す」「虫の知らせ」等々、いくらでも体験していることである。この現象の元にあるのは、この念いである。

さて、これはどこから作られるのであろうか。人間は、思考しない限り頭の中は白紙状態である。この白紙という意味は、脳が何も計算していないということである。日常我々は、知覚を通して自己保存のために、欠如を刺激と反応において埋めているだけである。これは、思考とはいわない。動物と同じ自己保存欲動に基づいた行動である。それは、本能ではなく学習に基づいた行動パターンである。人間は動物本能や盲目的な自己保存欲動で、生命を維持しているわけではない。それはただ生きているというだけで、人間として生きるということとは、全く違うことである。食べて寝て排泄しているだけでは、人間とはいわない。辛うじて生き延びているだけである。

では、人間とは何か。まさしくこの念いを持って生きるということが、人間を規定する。その念いは、言語によって作られるものである。人間と動物とを分けるのは、まさに言語を持っているか否かによることは明白である。言葉を知らない人間は、他者とのコミュニケーションも取れず、理解もなく、絆も作れず、親密さもなく、愛着もなく、愛情を持つことも愛を育てることも、不可能である。とするならば、言語が念いを作るのであるから、言葉の良し悪しにかかわらず、それは他者の魂を変容させることになる。

ここで宗教が説く善念と悪念という概念が、発生するのである。善念は、人を救い、悪念は呪いとなって他者を抹殺する。五寸釘を打つ動物は、見たことがない。ゆえに動物は、人間の最も近くにいてペット化できるのである。人がペットをおくのは、それが悪念なき生物であるからである。人をペットにする人はいない。なぜならば、それは裏切るからである。悪念なき動物は、忠犬ハチ公に象徴されるように、そして銅像にまでなって忠実という意味の権化と化したのである。

銅像とは、その人の功績を称えたモニュメントである。つまり、一般人間に欠けている物を具現した崇拝すべき人、そして見習うべき人として後世の人々に残した物である。とするならば、銅像は欠如したものの理想を具現化した物である。忠犬ハチ公は、忠実の権化であるならば、その忠実が人間に欠けていることになる。すなわち、人は裏切るということである。その戒めとして、忠犬ハチ公を見習えと言っているのである。何と人は、愚かなのであろう。銅像にまでして、人間は犬以下だと宣言しているのであるから。

では、翻って人が善念を持ったとするならば、人と人は、助け合い、いたわり合い、愛し合い、平和となる。この善念こそ宗教が目指す、否、全人類が目指す念いではないだろうか。しかし、現状世界は、戦争、テロ、紛争が絶えたことがない。

まさに、戦火の不夜城と化したのが、この地球である。そして、それは人間が招いた文明の結果である。この世界を変えるのは、念いである。そして、世界平和を祈念するというスローガンが生まれたのである。何と、空虚な響きだろう。

さて、この人間特有の念いとは、人を動かし人を変えていけるある種のエネルギーということがいえる。このエネルギーが自らの体に及ぼした時、体は念いの表現の場となる。この心と体の関係及びシステム、構造を心身症という。

(3) 思考

① 思考

心の働きの中で最も人間的で知性的な、いわば、象徴的機能そして論理の世界こそ思考である。思考を形成するのは、言語と論理と知性と知識を構成し構造化したものである。

我々は、現代においてインターネットとパソコンを通して世界中のあらゆる情報、知識をいながらにして瞬時にして、容易に手に入れることができる、幻想的万能感の中にいる。この万能感の世界を自らの思考及び、頭の良さと錯覚してしまう現代人である。ちなみに、パソコン（端末）を取り上げてしまえば、陸に上がったカッパ状態となる。この現代人の錯覚が今日の人間の脳を猿以下の犬にしてしまったのである。それは、あの携帯電話のＳ会社のＣＭを見れば言うに及ばないだろう。

日本の教育、とりわけ文部科学省の行っている義務教育とは、考える教育ではなく、記憶教育である。すなわち、どれだけ覚えているかを競う記憶力テストを入学試験とする教育体制を作ってしまった。この教育風土では、日本のビル・ゲイツが生まれることはあり得なくなってしまった。それは、考えるということを奪ってしまった教育の結果である。「考える」とは、無から有を生み出す自由な発想とアイデアである。それを奪ってしまったからである。物まねは得意であっても、新しい物を生み出すことはあり得なくなってしまった。それが思考しない人間を作った結果である。

そもそも「考える」とは、自由な好奇心と、無から有を生み出す豊かな想像力による。そのイメージを形にする論理と知性を使いこなすことが思考である。この思考には、自明の理は存在しない。

「なぜ」と問いかける能力こそ思考である。言うなれば、思考の別名は「好奇心」である。

二十一世紀の情報と物にあふれたこの豊かな日本において、これ以上の便利さと快適さを必要とするのであろうか。むしろ、文明の進歩は、そのテンポを減速させ、否、これ以上の進歩は必要としない状況にある。それどころか、既にその文明の進歩についていけない人達が現れ始めている。文明の落ちこぼれ人間に、これ以上の進歩は過酷で生きにくい世界でしかない。これが、アンチデジタルのアナログ派、スローライフ派が、生まれていることの証左である。

②論理

論理は、公式ではない。数学の定義や公式・法則が論理ではない。論理とは、結合である。別々な概念がある種の同一の言語によって、結び合わされる文脈のことである。結び付けるある種の概念とは、物理学でいう「因果」に相当する。運動の原因がある結果に至るとは、速度0から加速と外力によって、ある方向に一定の運動をし、それがある点に到達し再び速度0になる。この一連の弾道・軌跡を論理という。そこには、途切れることも間隙もズレもなく、連続性において、それは一つの全体を構成する。それが論理である。

この考えによれば、我々が日常論理なしに生きていないことがわかる。それは、言葉である。「私は男である」「私は女である」「私は父である」「私は母である」「私は学生である」「私は労働者である」「私は貧しい」等々、私が何者であるかという存在を定義していることに矛盾は生じない。「私は男である」というのは、私と男が、イコール（＝）である。この私という存在と男であるという存在を結び付けるのは、助詞の「は」である。ちなみに、「は」を抜くと「私男」。これは、何ものも意味しない。すなわち、文章を構成していない。私と男が結び付かないのである。「は」を間に挟むと、「私は男」となる。この論理構成を成立させているのは、「は」という助詞である。ちなみに、「私男」は並列になってしまう。とするならば、論理とは、文章である。言語学でいえば、ランガージュ（言語活動）ということになる。

では、「私」「男」を使って論理を展開してみよう。

「私も男」「私が男に」「私に男」「私と男」――これらの文は、何を意味しているだろう。この一節だけでは、何も指し示していないことがわかるだろう。ちなみに「私も男、あなたも男」という文章が考えられる。また、「私も男、あなたは女」とか、「私に男、あなたには女」「私と男、あなたと猫」等々文章が完結し得ないことを表す文章である。ということは、完結しないということである。

しかし、「私は男」という文は、それ以外を意味することがなく、他のどの文節にも繋《つな》がる必要のない完結した文章である。それを作り上げたのは、この「は」という言葉の持つ論理である。

論理は言葉である。論理は、頭の中で思考した文章を作成する。その文章を発音したのが、言葉である。すなわち、思考は文字で行うために、それは肉声言語として無音の言葉である。ゆえに論理は音速である。

人間の思考スピードは、音速ということになる。文章作成する際に脳内の頭の中で言葉を組み立てて文章をつくり、それをさらに声にして発音する一連の流れが論理であり、声という音速でなされている。シナプスの流れは、電気であるから光速ということになる。この光速で書かれた文章を読んでいるのが、言葉である。であるならば、思考しない、もしくは思考が困難な人は、しゃべれないことになる。しゃべったにしても、論理が曖昧な不明瞭な言葉となって、相手に伝わらない会話になってしまうだろう。

明晰な語りは、明晰な論理によって書かれた文章になる。それを、読み発音しているおしゃべりは、実に明解な言葉となって相手に伝わるであろう。

心は、ある種の模様として絵柄と捉えた。言葉は、心を文字に、そして文章に変換したものである。この明晰さが細胞の一つ一つに、シナプスを使って伝えられる。いうならば、我々人間の六十兆個の細胞は、全てこの文字によって書かれた一連の文章ということになる。

この仮説が正しいとするならば、先ほど述べた不明瞭な文章しか書けない人は、曖昧な論理によってその文章は不明瞭となり、六十兆個の細胞の一つ一つに及ばないことになる。

③知性

知性とは、心理学的にいうならば、情に対立するものである。情とは、「感情」「情緒」「情動」と表されるものである。感情は、喜怒哀楽に代表されるように、自分が関わった事柄、対人関係において発生する利害と恐れによって生じる意味のない身体の興奮や衝動によって作られた、一つの価値である。

喜びは、自分にとって価値あるもので、それを保持しておこうとする。だが、自分に害をもたらす価値のないものは怒りとなり、破壊や攻撃となって対象及び人を亡き者にしてしまう。

感情は、このようにして対象世界の価値を決めるものである。この価値を規定するのは、知性である。例えば、恐れや怒り、憎しみの対象は、自らにとって不利益で害を及ぼすものであるが、それが自分の成長や気付きにとって必要と規定されるのなら、そのことは、利益・価値があるものになってしまう。

同じ現象なのに、価値の規定に関わるのが知性の働きである。お気付きのようにこの知性による規定には、言葉、すなわち文章が関わっている。自分にとって必要なものとする文章が作成できない限り、怒り・攻撃・憎しみ・破壊は、変わらない。知性は、感情に対してこのように対立というよりは、抑制・抑圧の機能を持ったものである。この対立と思われる関係は、感情の源泉である衝動、欲動の運動的エネルギーの視点で、力と捉えられるがゆえに、対立と見なされる。知性は、運動エネルギーではなく、論理を使った思考の一種であるといえる。

正しくは、運動エネルギー対論理と言うべきである。そもそも別次元の別物といえる。ゆえに、夏目漱石が『草枕』でいったように、「智（理智的）に働けば角が立ち、情に棹させば流される」というように、智、すなわち理知的な対人関係がもたらすのは冷たさ、つまり論理的会話は容赦なく物事を裁断してしまう。思いやりのない対応とされてしまう。

一方、情に働く人は、その論理的思考を排して、同情や哀れみによって相手の感情と共に流されてしまうのである。そこに論理が欠如しているため、共感はあっても解決はないということになる。いわば、感情と知性は、相反するものであるといえるだろう。感情は、衝動ゆえにその源を身体に帰し、知性は脳の中の論理に帰する。全く別の発達を遂げるものである。

当然人間の精神発達において、知性は情の後に形成されるものであるがゆえに、すべての人が知性を身につけているとはいえない。言語力、すなわち論理力の差異によって、個人個人全く別な人間ということになる。

感情発達は、身体に根ざしているといったように、幼少期の母とのスキンシップによるところが大きい。なぜならば、感情は温度感で捉えられる。喜びの陽性感情は温かさとして、怒り・攻撃は、冷たさとして捉えられる。この温度感こそ、母とのスキンシップによって皮膚に刻まれたものである。このことを詳しく知りたい方は、ディディエ・アンジューの『皮膚―自我』（言叢社、一九九六）を読むことをお勧めする。

(4) 心身症の総括

事例を通して

《クライアント：五十歳・二児の母・夫単身赴任の主婦Hさん》

Hさんとの出会いは、三十代半ばの頃だった。今から二十余年前になる。十回に満たないセラピーで中断した。ところが、二十余年経って突然の依頼が舞い込んだ。早速、初回診断をした。その折、私はいくつかの分析をした言葉「よく生きていましたね」「私を愛して」「私の居場所がない」と言ったところ、それら全て最初の時に言われたと返ってきた。分析は全く同じものだった。ということは、彼女は全く進歩していなかったということである。心理学的にいえば、人間の性格は変わらないということを、証明したようなものである。

これを私は、心の時が止まっていると言う。彼女もそれに同意した。「私は全く変わっていません」と言った。これまでの二十年余りHさんは、数々の病気をし、精神的にも生活的にも苦しい日々を送っていた。それでもそれまで耐えて生き延びてきた。だから思わず私は「よく生きていましたね」と言ってしまったのだ。彼女も「死ぬことばかり考え、何度、死のうと思ったか」と語った。

そんな彼女が死ななかったのは、なぜなのだろう。そこに私の分析の視点が移った。きっと彼女は本当の自分を知りたいのだろう。それを知らずに死ねるかという彼女の強い思いを見た。その思いとは、本当の欲望を知っていることに他ならない。その視点から、私から出た言葉は、「私を愛して欲しい」と叫んでいるという言葉になった。その言葉は、寄る辺《よるべ》なき存在であることを意味する。誰にも頼れず、誰にも愛されず、一人孤独な寄る辺なき存在の彼女は、自分の居場所を求めて彷徨《さまよ》い歩いた。二十余年のその病歴は、それらを物語っている。めまい、子宮内膜症、頭痛、肩こり、不眠、じん麻疹、さらに皮膚が悪化して本人いわく、紙やすりのようなブツブツの肌になり一日として安らかな日を送っていない。これぞまさしく、心身症のオンパレードである。

そこまで分析した時に、彼女の方からこんなことを言われた。それは、「以前のセラピーで、三、四歳の頃遊んでいて、体をゴロゴロ転がされたり、何か悪戯されたり、いわゆる、痛い目、怖い目にあっていないかと訊かれた」と語る。それを聞いて私はその根拠を思い出せなかったが、論理的にはそこにある種の性的悪戯の分析をしたように思う。定かな分析にはならなかったので、それを確かめてみようと彼女の体の文字を読む試みをした。

彼女自身にお腹に手を当てて、瞑目してもらった。すると、二、三分した頃に「蹴とばされた」と言った。Hさんは、三、四歳の頃、近所の年上の男の子との遊びの中で、お腹を蹴られたことを思い出した。二、三歳年上の男の子は、とても頭が良くてスポーツマンで、彼女の心を一瞬にして魅了したのである。それは、小学校に入ってさらに彼に思いが募り、彼女の頭の中を占拠してしまった。

Hさんは、母性喪失でも何でもなく、彼女の心は、お母さんが占めるべき場所に、すっぽりと年上の男の子がはまり、それ以降の彼女の愛着対象となった。その彼が後に結婚し家庭を持ち、亡くなる数年前まで、それは続いた。

Hさんは、いわゆる、対象喪失からくる分離不安による自律神経失調症を続けていたのである。愛着対象を失って彼女は、生きる術を全く失い、途方に暮れ、セラピーの戸を叩いたのである。すなわち、彼女のお腹に彼の名が、刻まれていたのである。

この一連のHさんの人生に心身症のメカニズムが横たわっている。体に刻まれた文字、それが症状となり、その文字を抜き取ることが治療である。

もう一つ、夢分析から心身症のメカニズムを見てみよう。

《クライアント：四十代女性、独身、カウンセラー》

夢：描画テストの新米の人は、この先生のレクチャーを聞いてください。この先生は、テープを録っては、ダメだと言う。自分のレクチャーに自信がないようだ。この女性は、頭が破裂しそうな膨張感と熱を感じ、血管が切れるのではないかという恐れでセラピーにやって来た。

この女性は、心気症である。医学的根拠のない自分勝手な重篤な診断をして、心配する。これを心気症という。まさに彼女は、その典型である。それを踏まえて、夢解釈してみた。

描画＝病画（勝手に自分で病気の絵を描いてしまう）

自信がない＝自身がない＝自我がない

他者に自信を持って示せる自分がないことを表している。

解釈：自我がないということは、主体性がないということに他ならない。ラカンによれば、主体は「語る主体」と定義されている。人は、何を語るのか、それは欲望である。欲望とは、意味である。すなわち文字になる。この理論からいえば、自信がない彼女は、文字がない＝言葉がないということになる。文字は、象徴界に登録される。

この夢でいえば、テープに録音するということに相当する。この夢では録音はダメだとなっている。それは、録音できない。すなわち登録できないと言っている。それは、象徴機能がないと、彼女が言っているのである。

以上の文脈を整理すれば、彼女は文字がない。それは、身体に刻む文字がない。すなわち、彼女は病気を作れないのである。ゆえに彼女は健康である。それゆえ彼女には、安心するように伝えた。

2．病気とは

どうして人間の病気は、作られるのか。

機能障害

視力が衰える、聞こえにくくなる、胃の調子・消化が悪くなる、便秘になる、これらは機能障害といって病気ではない。機能低下である。食欲不振・睡眠不足など、体の機能低下からくる継続した状態、その時に不眠は不眠症、消化不良は胃腸障害となり食欲不振となってしまうこの状態は、回復の見込みは十分あり、その処置さえ適切であれば、各臓器の機能は回復できる。薬の補助が必要な場合はあるものの、自力で治癒できる。

器質障害

体の臓器、構造、骨、それらが回復不能の状態、破壊された状態で完全にストップしてしまう。〔例〕心臓は弁が詰まり、肝臓は肝機能完全停止、子宮摘出、胃穿孔など、器質障害は、手術や臓器移植などによらないと、自然治癒は望めない。

当然病気の進行は、いきなり臓器移植が必要になるのではなく、気付かないだけである。機能低下→機能障害→器質障害と、このようにして進む。すなわち機能低下の段階で何が起きているのかを知り、心と体の関係が明白になりさえすれば、全ての病気は予防できる。

3．心が症状を作り出すメカニズム

健康と病気の境界

それまで体の不調も異常もなかったものが、ある時から突然に痛み出したり、重くなったり痒くなったり動けなくなるといった、急変（症状）が現れることがある。この突然の変化は、どうして起きるのであろう。それまで、何の自覚症状もなかったものが、突然悲鳴を上げ始める。この悲鳴は、心なのか、体なのか、どちらなのであろう。

我々は笑い過ぎたり、泣き過ぎたり、怒り過ぎたりすると、体のどこかが痛くなったりする。これは、過度の筋肉の緊張や神経の過剰な電流の流れによるリミッターが、作動した反応といえる。この時、心と体が同時に叫んでいることになる。それは、何を叫んでいるのであろう。心が言葉となって声になるように、体は痛みをもって、症状がその言葉の代わりをしているとも捉えられる。

この心と体の関係を科学してみよう。とはいっても、科学するには共通の物質・素材・概念と理論によって説明しなければならない。心の素因は言葉であり、体の素因は細胞である。ならば、言葉＝細胞 ということを共通項として使わなければならなくなる。この「＝」を何万人が認めるであろうか。この地点に立つと、どうしてもラカン理論が必要となってくる。ラカンは、我々の存在を3つの世界のトポロジーとして表現した。それは、現実界（R）・想像界（I）・象徴界（S）の

3つである。次の図のように表現される。

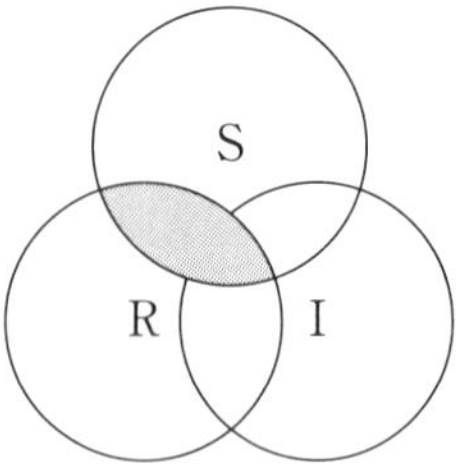

心はこの図でいうならば、Sに所属し、細胞はRに所属する。そして我々の様々な思いは、Iになる。RとSの位相が重なり合う場所がある。右図の濃く塗ってある部分である。これに従うならば、心＝細胞は、成り立つ。

ラカンはこう言っている。「身体は文字が刻まれた辞書のような物である」本編は、このラカンの語りを軸に展開していく。

私は、それを二十四年の臨床経験の基に確認し実証してきた。すなわち、病気を消したのである。今ここで、心と体の出発点として、この心と体のトポロジーを理解したところから始まる。

病気になるメカニズム

健康から身体不調、この移行は何を意味するのか。と、問いかけた時、人は唖然とするだろう。病気は体が勝手に異常を外に知らせている症状でしかないと、捉えているから。病気に意味はなく、単に機能低下、器質障害という細胞学的レベルで捉えているからである。心身医学は、病気は心が作っていると定義する。細胞レベルで捉える医学は、全て細胞の異常に帰着する。それは当然ながら、病気の原因はＤＮＡの異常として帰着する。

全ての事柄に原因があり結果となる。これが現実界の真理である。それを法則化したのが科学になる。医学は科学の道を選び、全ての病気の原因を細胞とＤＮＡに求めた。その遺伝子解析が終わった現在、それを治療に活かす臨床時代に入った。それをもって、人類はＤＮＡを超えたといえるのであろうか。そもそもＤＮＡを作ったのは、誰なのであろうか。それは創造主にしかわからないものではないだろうか。それは、この宇宙は、誰が何のために作ったのかと問いかけた時、誰がそれを答えられるだろう。

もし仮に、遺伝子操作が可能となれば、我々は神を操ることができることになってしまう。その結末はともあれ、現時点で考えるならば、病気を、健康から生み出す原因を細胞レベルではなく、健康時における精神の世界にその因を求めたい。なぜなら人は、生命より大切なものを知っているからである。

これは、殉死、殉職によって明らかであろう。また、その最たるものは、殉教である。殉死で最も我々の身近で思い出されるのは、三浦綾子の『塩狩峠』であり、ここに書かれているあの実話の牧師は、その典型であろう。自ら身を挺してその客車を止めたのである。かと思えば、『アンデスの聖餐』に描かれている死者の肉を食べて生き延びた生存者達の話である。どちらも人間である。日本の身近なエピソードでいえば、戦後闇市の米を遵奉からそれを口にせず、餓死した人の話など、枚挙にいとまがない。人間は人間以上、すなわち命以上の意味を生きる生物なのである。

これを可能にするのは、象徴界、すなわち文字である。文字とは、言語、言葉となって意味となる。我々は命を生きているようで、実は意味を生きているのである。

人は第一優先に考えているのは、この象徴的意味の世界である。ならば、全ての物事の因は、この心にあるといえる。そこから病気の原因は、その人の心に端を発することになる。この順序が病気のメカニズムなのである。

心因性

心ありきで病気は作られる。この構造を明らかにしてみよう。

神経には内臓のコントロールをする自律神経というものがある。これは、交感神経と副交感神経からなる。興奮とその鎮静化の機能である。

神経は、神経伝達物質によって、神経系を伝わっていく。そして、その情報を伝え体の反応を生み出している。この伝達物質で有名なのが、アドレナリンとか、うつに関係するセロトニンとかエンドルフィンである。これらは、人間の知覚を通した刺激によるものとか、人間の意識によって作動し、作られるのである。この構造こそ「初めに心ありき」というのである。知覚は認識にとっての必須の感覚であるが、それをそれと認識するためには、意識の作用が必要である。すなわち意識とは、それへのフォーカシングである。

いわゆる知覚において、対象を他から区別するのが「意識」である。何気なく日々生きている我々は、世界を見ているのではなく、意識によって選び出された対象世界を構成して、その中で生きているのである。換言すれば、自らの心が作り出した世界の中で生きているのである。すなわち、幻想を生きているのである。

ところが、体は現実界を生きている。体自身には、知がないために現実世界の中で生きている。刺激と反応の掛け値なしの世界に生きている。この幻想と現実を生きる肉体の複合物が、人間存在なのである。この齟齬《そご》が何を意味するのであろう。

心は自らが作り出した世界を生きる。これを生理学的にいうならば、先ほど述べた神経伝達物質は、現実を生きる肉体とは別に、勝手にその情報を神経の経路の中に流し込んでいるのである。これは何を意味するのか。現実を生きる肉体と神経に送られた情報は、必ずしも一致するとは限らないことになる。この神経の乱れは内臓器官の不具合、不調、すなわち機能低下を引き起こすであろう。

例えば、食べても消化が悪い、排泄機能の不具合は便秘、下痢となり、その他ホルモンの分泌のアンバランスを引き起こす。例えば、インスリンの分泌が少なくなれば糖尿病になり、緊張すれば血圧が上がる。そして、睡眠物質の低下により不眠症になる。このように、体は各内臓部位において、不具合、不調を来す。

仮に心がなかったとしたら、体は自然の法則のままに健康で長生きするであろう。もし仮に、そんな人がいるとすれば寿命は、五百歳になるであろう。細胞は再生を繰り返す。その潜在能力は、五百年あるといわれている。この夢想を追い続けたのが、あの小説や映画で有名な、怪物を作り出した科学者フランケンシュタインである。彼の追究した不老不死の細胞の存在は、ある意味、真実だったのである。

第二章　系統別による病気の話

心身症の分析項目

病気は、前述したように、心から始まり言葉となって身体部位の症状を作る。この三つが密接にある法則をもって繋《つな》がっている。ゆえに心身症というわけである。

病気の分析項目は、まず①病名・症状・対象部位、②心、③言語に分けられる。この章は、この手順に従って病気一つ一つについて分析していく。

1. 循環器系

〈高血圧症〉

(1) 高血圧症の症状と原因

高血圧症によって生じる症状には、動悸、息切れ、めまい、痺《しび》れ、火照《ほて》り、不眠、発汗、心悸亢進などがある。心の対象部位は、心臓と血管になる。成人の正常血圧は、一二〇～一二九／八〇～八四とされている。(左頁の表を参照)。また、高齢者では原則として一四〇／九〇以上が薬物治療の対象とされており、糖尿病の場合、降圧目標は一三〇／八〇未満とする。

血圧は通常、心臓の収縮によって押し出された血液が末梢の血管を広げる力(圧力)を腕の動脈で測定したものである。簡単にいえば、心臓というポンプの圧力と血管の太さの相関関係によって血圧は決まる。ポンプの力は弱くても血管が細ければ圧力は上がり、ポンプ力が強くても血管が太

表　成人における血圧値の分類（mmHg）

分類		収縮期血圧		拡張期血圧
正常域血圧	至適血圧	＜120	かつ	＜80
	正常血圧	120-129	かつ／また	80-84
	正常高値血圧	130-139	かつ／また	85-89
高血圧	Ⅰ度高血圧	140-159	かつ／また	90-99
	Ⅱ度高血圧	160-179	かつ／また	100-109
	Ⅲ度高血圧	≧180	かつ／また	≧110
	（独立性）収縮期高血圧	≧140	かつ	＜90

日本高血圧学会高血圧治療ガイドライン作成委員会編、高血圧治療ガイドライン 2014、日本高血圧学会 2014 参照

ければ下がる。いわば水圧とホースの関係である。ホースの先をつまんで穴を小さくすれば水は遠くへと飛ぶという、あの理屈である。血管の太さはともあれ、心臓のポンプの力だけを考えるなら、心臓の筋肉と大きさ、そして心拍数によって圧力は決定される。心拍数だけを考えるならば、心悸亢進による脈拍数の増加が血圧の押し上げをすると考えられる。

ならば、高血圧は、無意識的で日常的に生じる心悸亢進状態と考えられる。それは、緊張状態にあることを指す。深呼吸とリラックスによって脈拍数は減り、血圧は下がることを我々は日常的に体験しているはずである。このことから、高血圧症の人は無意識的慢性興奮状態にあると考えられる。

(2) 心の分析

《緊張と興奮のメカニズム》

人は、どのような時に緊張するであろう。俗にいうプレッシャーがかかる状態を考えればいいのである。

その要因として、①失敗を恐れる、②責任を負わされる、③ねばならぬ、④怒り、⑤恐怖、⑥劣等感、⑦攻撃性、⑧完璧主義の心的背景により、その人はこの八つの項目の三つ以上を有している時、心悸亢進状態にある。項目数が増えれば増えるほど、血圧は上昇する。三個ある人は、Ⅰ度高血圧、六個ある人はⅡ度高血圧、七個以上は、Ⅲ度高血圧になると考えられる。この八項目が、「言語」になって心臓（部位）に刻まれ、心悸亢進状態を作る。

《失敗を恐れるとは》

例えば、多くの人前で何かを発表したり説明したり伝えたりしようとし、壇上に立った時、つつがなく語ろうとするあまり、人はあがってしまう。このあがってしまう心理的背景にあるのは、失敗してはいけない、間違ってはいけないという極度の緊張状態である。これが、あがり症の基本である。

もし仮に、目の前の人たちをキャベツ畑のキャベツとする。その前で語っても人はあがらない。そんな対処法を世の人は、考え出してきた。これは、何を意味するのであろう。こちらに注目している人たちの前で発表している私は、多くの人のまなざしに突き刺されているのである。キャベツ畑には、そのまなざしがないがゆえに、リラックスして発表そのものに集中できるのである。

この語り手と聴衆との関係で語り手側に生まれるのは、失敗、責任、劣等感、攻撃、怒りである。これら全てが対人における緊張要素といえる。人間の緊張と怒りと攻撃性は、全てここから生まれるといっていいだろう。ゆえに高血圧症の人は、対人恐怖症である。

(3) 言葉の分析

高血圧の人が使う言語を考えてみよう。いわゆる、口癖分析である。高血圧をもたらす心因は、前述の通り八つ考えられる。ここからどんな口癖が生まれるかを見てみる。

〈失敗を恐れる人〉は、「怖い」「どうしよう」

〈責任を負わされることを恐れる人〉は、「やりたくない」「消えてしまいたい」「私のせいではありません」など、言いわけの多い発言をする。

〈ねばならぬ・べきだの人〉は、自分は絶対間違っていないという思いから、「それは違う」など、否定的言語を使う。そして「こうすべきだ」「これをしなければならぬ」など、押しつけと強い義務感を持っているところからの発言が多い。

〈怒りの人〉は、「くそ」「くそったれ」「ばかやろう」「死んじまえ」など、後先考えず、くそ度胸からその場の怒りに任せて罵声を撒き散らす。

〈恐怖の人〉は、体がこわばり震え、手に汗をかき「怖い」と言う。

〈劣等感の人〉は、常に自分を卑下する言葉を使う。「私はダメな人」「何もできない」「自信がない」「私はばかだから」と自己否定をする言葉を多用する。常に他者との比較で自らの価値を下げて、今以上に自己愛が傷つかないように自己評価の低い言葉を使う。

〈攻撃性の人〉は、「殺《や》っちゃえ」「いけいけ」「どついたろか」「責任者出てこい」「訴えてやる」「出るとこ出ようじゃないか」などのように、自分を他者の上に置く。優位性と正当性から常に強気の発言をする人である。

〔完璧主義の人〕は、「完璧」「絶対」「完全に終わり」「完全にダメ」など、絶対の見地からその言葉を使う。そして完膚なきまでに相手を潰そうとする。猶予も手心も加えない、人を絶対に許さない人である。言い換えれば神の立場から人を裁くことが自らの能力であり、役目であるかのように錯覚している人である。別名、裁きの人という。

〈心臓神経症〉

(1) 心臓神経症の症状

この病気は、器質には何の障害もなく、心因による自覚症状だけに限定される。精神医学的には、派生症状として重篤な病気や癌に侵されていると勝手に思い込む心気症という分類がある。この中に心臓神経症は含まれ、主に頻脈や不整脈を訴える症状が代表的である。少しの心臓の痛みでも心筋梗塞や心臓の重篤な病気と思い込んで自らを警察犬にして調べるが、その部位には全く異常が見つからないのに本人の自覚症状だけが存在する形式が心臓神経症である。

(2) 心の分析

この症状に囚《とら》われる人は、全てのことを針小棒大に捉える。これを症状に当てはめると、心臓の周辺のちょっとした痛みを心臓そのものの重大な欠陥による病気から発生したものと思い込む、まさに針小棒大にその痛みを捉える人である。これは、心気症全ての人にいえる心の構造である。

針小棒大・物事を大げさに捉えることが心気症の心の核になっていることがわかった。ここから派生して考えられるのは、まず心が小さい、すなわち小心者である。俗に気が小さいといわれる人、何でもびくびくして怖気づき怖がる、意志の弱い人である。気の弱さ、意志の弱さは、気分の不安定や情緒の不安定を生じやすく、心がいつも乱れて揺れている人である。

この乱れと揺れは、脈の乱れを生む。これが不整脈の因である。まさに、いつも心が乱れている人である。心臓の強さと安定は、太鼓が一定のリズムで叩かれて明確な音を出すのに似ている。心臓も心のリズムの音である。これを心音という。この安定し一定したリズムの脈拍こそ、意志の鼓動の音なのである。

(3) 言葉の分析

心臓神経症の人が使う言語の特徴は、まずもって、弱気の発言である。消極的な生き方であるため、強い自己主張ができず、人当たりのいい遠回しな曖昧な言い方をすることが多い。これは人との争い摩擦、不調和を恐れるあまり、言いたいことが言えない弱気ないい人になってしまうからである。最大の特徴は、言い切り表現ができない人である。

〈不整脈〉

(1) 不整脈の症状

脈は通常、運動時や緊張時には速く、安静時にはゆっくり打つが、状況にかかわらず病的に速くなったり逆に遅くなったり、あるいは不規則になることがある。こうした脈の乱れを不整脈という。
脈が速くなる頻脈性不整脈と遅くなる徐脈性不整脈、脈が飛ぶ期外収縮がある。頻脈、徐脈を問わず不整脈が原因で起こる脳虚血発作をアダムス・ストークス発作と呼ぶ。前駆症状として動悸、胸痛などを自覚する場合がある。

(2) 心の分析

《症例》六十歳妻、六十五歳夫

定年退職し夫婦のんびりとした晩年を送るつもりだった妻は、毎朝夫と散歩するようになった。数日後、二人の歩幅が合わずいつの間にか夫婦の距離はその差を広げ、別々に歩くようになってしまった。妻が先行し、夫がその後をのんびりついていくという状態となってしまった。その夫のマイペースにイライラした妻は、胸が苦しくなり脈が乱れ、不整脈と診断された。

ここから分析していえることは、歩調のズレ、すなわち歩くテンポの不一致が妻のリズムを狂わせ、脈を狂わせた。この点に気付き、精神療法は、まずこの歩調を合わせることから始め、妻はどうにか合わせられるようになった。果たして、不整脈は落ち着き、乱れが少なくなった。

ところが、また再発してしまい不整脈になり、訴えてきた。その訴えとは、夫と歩調の合わないテンポのズレは、生活のそこここに発生していることに気付いてしまった。顧みれば、夫との生活は、妻が無理やり合わせていたという涙ぐましい忍耐と努力の賜物で、生活は何事もなく済んでいたのである。しかし、定年を機にその忍耐も調整役としての役割もなくなり、自分を生きようとした時に、夫とのズレを知ってしまったのである。そのズレこそ、不整脈が訴えていることであった。「全く合わない、やってられない、私に合わせて」と不整脈は叫んでいたのである。

この病理の特徴は、マイペースの人は発症せず、共調と同和を求める人の側に発症するのである。求めても得られない苦しみが、心臓を締め付ける。脈に異常を来すのである。人間が他の人と共に生きるとは、調和して生きる、すなわち何よりハーモニーが大事なのである。この観点からすればリラクゼーションと脈の安定をもたらすのに、瞑想や音楽療法が適切であろう。

(3) 言葉の分析

この種の人は、「合わない、絡めない、気が合わない、肌が合わない」等々、この不一致を表す言語を使う。同調、同和、一体を求めるあまり、そのズレに敏感となりイライラ、カリカリし、不平不満で自らを窮地に追い込んでしまう。この締め付けこそ、リズムを乱す元凶である。

〈遺伝性不整脈（家族性心房細動）〉

(1) 遺伝性不整脈（家族性心房細動）の症状と原因

遺伝性不整脈は、若い人や中年の突然死につながる恐れのある不整脈である。特定の遺伝子に変異があり、心筋の電気的な興奮に異常が起こって生じる。

家族性心房細動は、他の遺伝性疾患の合併症としてみる心房細動でなく、単一所見としての心房細動が家族性に出現するものである。

この不整脈は、名前が示すように家族の病である。遺伝子が先祖代々伝わり、遺伝性としてその不整脈の因子が綿々と伝えられていることから、遺伝性不整脈というが、人間は遺伝子だけを伝えていくだけではなく、家族の心の伝承も綿々と伝えていくのである。その代表的なものが、因習、慣習、文化、そして家訓である。人間は家庭生活を通して性格を形成し、対人におけるスムースな交流のための心の枠組みとして、性格を形成するのである。この性格こそ心の遺伝子となる。家族が争い、揉め事、諍い、葛藤などの不調和を家庭の中で発生させたならば、この因子が伝承していく。この因子による身体化の表現こそ、この家族性心房細動である。

特徴は、前ぶれもなく突発的に出現、そして死に至る危険性があることである。この因子が家族の中に代々隠蔽され、潜伏し続けた結果、突然表出するものである。まるで無意識のコンプレックスのように、ある日何かを引き金にして突発的に現れる。この予測性のなさこそ、この不整脈の危険性である。この危険性は、無意識の、予告なしの表出に似ている。否、瓜二つというべきかもしれない。この病を予防するためには、代々受け継いだその家の無意識、すなわちコンプレックスが何であるかを解明することである。

(2) 心の分析

世代連鎖における家族の伝承は、性格の遺伝でもある。人間の家族は、その構成メンバーの対人関係において性格が形成され、代々コピーされて受け継がれていくものである。その世代間の連鎖における不連続性こそ、この病の因になっている。代々の繋がりのない家庭伝統が、不整脈という心の遺伝子を成しているのである。親を見習えない親子の不仲と反発心が反抗的態度を生み、反親性格を作り、対立する同調性のない心を作ったのである。

(3) 言葉の分析

「ダメ」「そうじゃない」「それしてどうする」「どうせ無駄」と否定する言葉を使う。

〈狭心症〉

(1) 狭心症の症状

狭心症の症状は、胸痛であり、持続時間は五分から一〇分ほどである。また、顎、左肩、左上腕への放散痛がみられることもある。胸痛とは、胸部の不快感、圧迫感、絞扼感、灼熱感、激痛など多彩な症状を含めた総称である。

(2) 心の分析

狭心症の心性は、その病名が全てを示している。すなわち心が狭い人である。「こうあらねばならない」とか、「こうあるべき」と心の狭い考えで、他者をその基準において裁いたり除外したり否定して、受け入れようとしない頑固な人である。

心が狭いとは、言い換えれば心の柔軟性がないということである。ゆえに固い心になっている。その心がそのまま心臓に転移して固い心臓を作り上げてしまう。心が固いとは、外側つまり社会や対人において重圧感を持っている人である。心臓に重りを乗せられているような、押しつぶされる、そんな苦しさを持っている。こうして心は自由を失い、心臓はその運動の制約を受け、果ては麻痺に至るであろう。この状態のまま改善されずにいるのが、狭心症である。狭心症は心筋梗塞の前兆でもある。

(3) 言葉の分析

「それは違う」「ダメ」「できない」「やれない」「任せられない」という言葉が多い。これは他者を信用していないということである。人及び社会に対する不信感が、心を狭くするのである。

心が狭いとは、考えたり、関心の世界の窓を狭くしている。管理できる範囲を負担のない完璧な世界で作り、自らの無能さの防衛をしているのである。ちなみにこの狭さは、視野狭窄という視界の狭さ、物の見方の狭量、矮小に換喩されていく。これは、横からの追突事故に遭遇しやすくなる。

〈心不全〉

(1) 心不全の症状と原因

虚血性心疾患、高血圧性心疾患、心臓弁膜症、心筋症などによる心臓のポンプ機能の低下により、必要な量の血液を送ることができないため、体に起きる症状には息切れ、息苦しさ、足のむくみの症状などがある。

(2) 心の分析

心臓のポンプ機能低下が物語るように、狭心症で述べた心の狭さと心の意志の弱さが、まさに弱気という消極的な心の構えに起因していることが明らかである。心臓の筋肉とは、心の強さに符合する。心を鍛えることは、弱気の心を強くする。それは、意志力の増強である。

(3) 言葉の分析

消極的という意志の弱さから発する言葉と思考は、常に世界との関わりと距離を置いて傍観者的位置に置く。この安全性と引きこもりが、「私」という存在を社会の場から撤退させることにつながり、ひいては鍛錬の場を失うことになる。「かわいい子には旅をさせろ」「他人の釜の飯を食ってこい」などといった先人の教訓は、社会の修業の場として、自己の鍛錬の大切さを説いたものである。

本来心を鍛えるはずが、その代理物に肉体を用いてその筋肉の強さと固さを心の強さに換喩してしまう。そのある種の錯誤行為の結果、おざなりにされた肉体の叫びが心の言葉となって「ごつい、強い、逞しい、頑強な」という口癖になる。

〈心筋梗塞〉

(1) 心筋梗塞の症状と原因

心臓に血液を供給する冠動脈の血管壁が硬くなる動脈硬化が進むと、ついには冠動脈が詰まってしまう。血液が長時間途絶えたために、心筋が壊死した状態で胸部に締め付けられるような激痛が起こる。その痛みは、狭心症より強く、冷や汗や嘔吐、呼吸困難などを伴う。発症後は短時間で死に至ることもある。

(2) 心の分析

梗塞という文字が示すように固い棘《とげ》や芯が血管を塞ぎ、道を閉ざすことの意味になる。道は血管であり、血流は心の流れを象徴する。すなわち、我が志や道を目指したにもかかわらず、その前途を妨害されたり、邪魔されたり、思うようにいかない心の焦燥感と、憤怒や激昂する感情を内に抑圧したまま生きていく。その結果、その思いは、固く棘のように人を突き刺し、社会を破壊したい衝動にかられるが、それを抑圧し内に秘めたために、茨の人生を歩むことになる。

茨の形成に心の固さがあると述べたが、これが血管の硬化をもたらす。何よりこの人に欠けているのは、柔和さと穏やかさである。心がいつも戦場で、心が緊張し固く、そしてそれが次第に硬化していく。その結果、固い棘が出来上がる。この茨の道の棘こそ、自らの血管の中に姿を現してしまったものである。

(3) 言葉の分析

この茨の道を歩く人は、「人生は苦しきことのみ多かりき」と感じながら生きている。棘のある言葉を吐くのであれば問題はないが、その言葉を呑み込み、非常に柔和で優しい、人を傷つけない言葉を選ぶ人。「気にしないで」「薔薇の花が好き」などと言う。時々人の気に障るような言葉をポロッと吐く。そして根性を説き、頑張れ、頑張れ、自らを励まし突き進もうとするがゆえに、名誉の戦死を遂げてしまうのである。兵士の死は、突然やってくる。

2. 脳神経系

〈くも膜下出血〉

(1) くも膜下出血の症状と原因

出血時に後頭部をいきなりハンマーで殴られたような激痛と嘔吐を伴う症状である。発作後、2週間ほどは血管が細くなりやすいため、脳梗塞を合併して状態が悪化することがある。軟膜とくも膜の間の出血を指す。そのほとんどは、脳の血管にできたふくらみ「脳動脈瘤」が破裂することで起きる。

(2) 心の分析

血管が破れるという脳内出血が示すように、破壊衝動の強い心がある。「頭が切れる」という言葉は、頭脳の回転の速さをいうが、「あの人は切れやすい人だ」ともいうように激情的で短気な人を指すこともある。

この「切れる」は、文字通り脳血管を引き裂いてしまう。頭という言葉を使った日本語を拾い上げると、「頭が痛い」「頭が重い」「頭が固い」「頭が切れる」「頭が割れる」「頭に血が上る」「頭を痛める」などがある。これらの言葉は、たとえとして使う場合もあるが、頭痛の症状としてみることも可能で、症状を訴える時に使う言葉でもある。

これらの言葉が共通して語っていることは、激情的ということである。激しい情動と怒りを持つがゆえに、頭の脳圧は非常に高く、沸騰している。「頭から湯気をたてる」というたとえがそれを示している。だから、「頭を冷やせ」と言われる。カッとしやすい人が、この病気のハイリスク者となる。激しい情動は、言葉を伴って吐き出している限り、脳圧は正常を保てるが、それを抑圧したなら、内圧は異常に高まり、血管の破裂へと至る。

抑圧している限りにおいて表面は、非常に穏やかな振る舞いや表情を見せるが、それは優しい人もしくは良い人を演じているということになる。親切で思いやりがあって面倒見がいい人で、世間の好評を得る。これが「善人は若死にする」という諺《ことわざ》の根拠である。その逆に、言いたい放題の人は長生きする（憎まれっ子世に憚る）。ただし、根っからの善人は、その限りではない。

(3) 言葉の分析

膜と膜に抹殺された血管の出血。それに梗塞すなわち拘束となり、板挟みも重なり、にっちもさっちもいかない状態を生きているところから発する言葉は、「どうにもできない」「どうしようもない」「お先真っ暗」「にっちもさっちもいかない」が口癖となる。まさに、進退窮まった状態で、なす術《すべ》もなく、生き続けなければならない無力感の中にいる。そこから発せられる言葉は、「どうしようもない」である。

〈脳内出血〉

(1) 脳内出血の症状と原因

突然、脳の血管が破れて脳内に出血が起こるもので、脳溢血《のういっけつ》ともいう。

自覚症状として頭がズキンズキン痛む、目がかすむ、気分が悪いといった前兆がみられることがあるが、なんの前触れもなしに起こることがほとんどである。

手足が麻痺する運動障害、しびれなどが生じる感覚障害、うまく話せなくなる言語障害、もうろうとした状態になる意識障害などがみられる。

症状の現れ方は出血量や出血場所によって異なる。重症例では、昏睡におちいり、死に至ることもある。

(2) 心の分析

脳血管の血流に注目すれば、「流れ」「詰まる」「止まる」「破れる」である。この血流の状態を心に置き換えると、「流せない」「止める・反発」「破壊」となる。脳は思考の本体であるから、以上の四つの言語が意味するのは、多くは対人関係における態度である。対人葛藤のストレスの集積が、血管によって表されたのが脳出血である。人と和して生きることの苦手な人に起きやすいといえる。

血管が「破れる」というところから、「破壊」という言葉が出てくる。心の破壊エネルギーは、攻撃、暴力、破壊行為となる。この破壊エネルギーは、様々なイメージを形成し、行為化、身体化、言語化される。

行為化であれば、暴力、虐待、自傷行為となり、身体化では、この破壊イメージを司る脳を、そのターゲットとする。この人達は、常に破壊イメージを心の裡に持ち、時あらば、折あらば、その破壊エネルギーを放出したがっている。

そのエネルギーを他者に向けられない、すなわち行為化できない人は、自らの身体をターゲットとしてしまう。この破壊イメージの根幹は、エディプス葛藤からくる。父を殺して母と結婚したいという、フロイトの分析したギリシャ神話に基づく。エディプス王のテーマは、「父を殺してしまう息子」そして「母と結婚する」という悲劇を生み出した。まさに、この父への破壊衝動と殺意の抑圧を抱えている人の身体化が脳出血である。

怖さの順位として、「地震、雷、火事、親父」というが、自然災害に次いで最も恐ろしいのは、言葉のない暴力で全てを解決し教育しようとする無知の父である。これは、絶対に破壊しなければならない対象となる。知性ある父は、叱っても叩いても、それは厳しく愛のムチをふるった厳父となる。知性なき、すなわち言語で諭す能力がない父の言葉は、単なる暴言である。そして、思い通りにならない思いを、怒りと暴力によって示す父は、子供にとって恐怖でしかない。この恐ろしい父のイメージは、破壊消去しなければならない。子供時代に夢の中に現れる怪物や恐竜、黒いマントの男などは、その象徴である。悪夢に悩まされて飛び起きてしまう子供には、そんな父がいると考えられる。四六時中、その怖い父のイメージが彼の内的世界を脅かす。

彼らはいつもこのイメージと戦い続けている。この内戦は、心的世界の出来事で、その戦いの身体化が病気となる。すなわちこの破壊衝動と暴力のエネルギーを放出できずに、内在化したまま良い人を演じているのが、この病の人達である。これが「優しい人ほど一度怒ると怖い」ということの証左である。

(3) 言葉の分析

暴力を抑圧しているため、優しい言葉を使う。表面も穏やかで温厚な人物となる。争いや暴言には過敏で、相手から怒りを引き出すような会話を避ける。親和的態度で他者に臨む態度から、言葉は丁寧で慇懃である。過剰な丁寧さは、この人達の特徴である。この人達は、「NO」と言えない人である。何でも「はい」「いいですよ」と言ってしまう。

〈脳腫瘍〉

(1) 脳腫瘍の症状

症状としては頭痛、吐き気、痙攣、手足の運動麻痺や知覚障害が現れる。

(2) 心の分析

腫瘍という文字を眺めると、特に「瘍」の文字にその意味の全てが集約されている。瘍の文字を分解すると、疒と易となる。疒は病を象徴し、易はその意味に安らか、平、治める、とりかえる、交換するがあるが、ここで特に注目するのは交換である。そしてこの易の文字に偏をつけて作られた漢字に「湯」「陽」がある。湯は温かさであり、それが集積、集合、拡大したものが陽である。だから太陽はこの文字を使うのである。

分析では、母性の、すなわち母の養育態度を重視する。一つは世話行動、一つはスキンシップである。この二つは子育てにおいて、人間の心を作る基礎である。様々な心理学は、この母の養育を母性と定義し、人間の心の基本的信頼の形式の基とした。「瘍」の文字はその温もりの病ということになる。

人間が誕生と共にその命に刻むものは、五知覚のうちの皮膚である。最初に刻まれる皮膚知覚は、温もりである。そして母の懐に抱かれて圧を感じ、そしておぼろげながら母の心音を聞くであろう。この世に生まれて世界と接触し、己の存在を感じられるのはこの「温」「圧」「音」ということにある。

特に温もりは、母の懐から産湯へと移行する、すなわち「易」が行われる。母の温もりから「湯」へと変換されるのである。産湯の儀式は、ラカンがいうシニフィアンの連鎖を、まさに母の懐から湯へと移行したのである。この変換がスムースに行われなかった場合、「湯」は「瘍」に変わるのである。

この皮膚知覚が意味するのは、母と私という存在の区切り、すなわち個別な存在に至る第一歩だったのだ。もしこの区切りが曖昧であったならば、世界と私はその境界を失い融合してしまうのである。脳科学者のジル・ボルト・テイラー著の『奇跡の脳』に、そのことを示した一節がある。その一文を紹介しよう。

『高度な認知能力と過去の人生から切り離されたことによって、意識は悟りの感覚、あるいは宇宙と融合して「ひとつになる」ところまで高まっていきました。（中略）この時点で、わたしは自分を囲んでいる三次元の現実感覚を失っていました。からだは浴室の壁で支えられていましたが、どこで自分が始まって終わっているのか、というからだの境界すらはっきりわからない。なんとも奇妙な感覚。からだが、個体ではなくて流体であるかのような感じ。まわりの空間や空気の流れに溶け込んでしまい、もう、からだと他のものの区別がつかない』

特にこの文章の中で、前述の世界と自我の融合のフレーズがある。「どこで自分が始まって終わっているのか、というからだの境界すらはっきりわからない」という彼女の体験は、まさにラカンのいうⓈⓐの記号そのものである。「Sはエス、aは母」

この記号の意味は、エス（私）は、a（母）とその境界がなく楕円で囲まれて未分化のまま一体であるという表現なのである。知覚の完成と自力歩行によって母から離れていく様を「S↓a」と表記した。これは母との分化と、世界と私の対象化した世界の表現である。この知覚から認識する世界は、まさに脳の仕事である。この脳の働きに障害が出たことでテイラー女史は、始源回帰したのである。すなわち言語と抽象化（象徴界）から解放されたのである。言語野を飛び越えて、始源の脳の中に私は融合してしまったのである。ゆえに感覚だけの世界に入った。それがこの表現だったのだ。

(3) 言葉の分析

「肌が合わない」「絡めない」「気が合わない」「ぬくぬく」「ホッとする」「とろけちゃう」といった肌と肌の接触、絡み合い、そして溶け合う表現を多用する。意志や考え方、主義などの一致よりも感覚的な、そして感情的共感を主として対人を構成する。ゆえに、「とろける」という言葉を至高の仕合わせとする。すなわち、至福を求めて生きている彼らを捉えて離さない言語は、この「至福」である。

〈頭痛〉

(1) 頭痛の症状と原因

頭痛には、様々な種類がある。くも膜下出血や脳腫瘍など重篤な病気ではないものの、症状として慢性的に悩まされる頭痛がある。その代表的なものに「筋緊張性頭痛」がある。これは、肩こりなどが原因になる。それに片頭痛がある。頭痛発作は、月一、二回から週一回程度の割合で繰り返し起こる。頭部の片側とか特定の狭い部位において痛みを感じるのが片頭痛である。この痛みの原因は、血管が収縮から、拡張した時に発生するものである。血管の緊張と弛緩の動きは、疲労や不眠ストレスによって誘発されている。

(2) 心の分析

緊張性にしろ片頭痛にしろ、総じて頭痛は、血管の収縮と拡張の繰り返しによって起こることがわかった。それをそのまま心に当てはめれば、対人や物事に対して緊張しやすい易刺激性の性格があり、対人恐怖に近い性格構造を持っている。その心の緊張に耐え切れず、血流の少なくなった細い血管は、反動に転じて拡張する。この時、痛みが生じていることになる。

この緊張には限界があり、その極点に達しては、感覚は鈍麻し、思考停止し、頭がぼんやりとまるで半仮睡状態になる。まどろみの中にいるのと同様な状態になる。緊張しやすい人は、過度のストレスによって、心のリラックスが他の人よりも多く必要となる。それがどこでも寝てしまう睡眠障害（不眠、過眠、浅眠、途中覚醒）の症状となって現れる。極端な人は、少しの合間でも眠ってしまう。会議中でも、乗物に乗っていても、吊り革につかまって立っていても、寝てしまう。テレビを見ていても、本を読んでいても、いつの間にか眠ってしまうのは、その緊張症の解消のための自己治療の症状なのである。

もう一つは、対人緊張もなく、過敏や鈍感もなく、普通の反応の穏やかな性格の人にも頭痛持ちがいる。それは、物事の問題解決ができずに葛藤している場合である。これが緊張をもたらし、頭が痛くなる。悩みを抱え解決策が見つからずに、煩悶懊悩してのた打ち回っている人は、「頭が痛い」と口にする。

さらにもう一つは、人間の中に棲む、終わりのない無意識の世界にあるコンプレックス（複合観念）による悪の対象表象と日々戦っている人たちは、内因性頭痛持ちといえる。この定義からすれば、眼前の、いわゆる現実の問題に対して葛藤している人は、外因性といえる。

(3) 言葉の分析

先述したように、「頭が痛い」と直接的に表現する人は、意外と身体症状として自覚することは少ない。それは、解決がつかない問題と直面し、それを自覚しているためにストレスがないとするならば、ストレスは無意識の葛藤によるものであると考えられる。

とするならば、先ほどの最も気付けない、内因性の人達の言葉に、頭痛の本質がある。その人達の使う言葉は、思っていることと反対の言葉を言ってしまう、〝いい人〟の口癖に見られる。いい人が口にする言葉は、「怒ってないよ」「気にしてないよ」「平気、平気」「大丈夫」「心配しないで」等々、相手を配慮した言葉となる。

相手への気遣いは、自己愛を傷つけないように慎重な言葉選びとなる。これが緊張を生み出す。そして、そもそも内因性は、四六時中緊張していることになるので、現実の現象にかかわらず頭痛が慢性的となる。対人における不信と疑惑の人（相手を気遣う「いい人」）こそ、典型的な慢性頭痛持ちとなる。

〈片頭痛〉

(1) 片頭痛の症状

片頭痛は、片側あるいは両方のこめかみから目の辺りにかけて、脈を打つように「ズキンズキン」と痛むのが特徴である。一度痛み出したら、四～七二時間続く。頭痛に伴って臭いが嫌だと感じることがある。嘔吐を伴う場合もある。さらに、普段気にならないほどの光が眩しく感じることもある。前兆として、目の前がチカチカと閃光が走ったように見えることがある。

(2) 心の分析

「片頭痛」という名称が示す通り、片側に偏った頭痛である。医学的には片頭痛と表記するが、精神的にいうならば、「偏頭痛」と表される。いずれにしても、片方に偏っているという意味に変わりはない。

痛みの原因は、対極を見失い偏った考え方や主義主張に囚われ、それ以外の考え方を受け入れようとしない偏向な心が、その対立する意見と葛藤している様が頭痛である。

そもそも頭痛は、善と悪の首肯の葛藤であり、その戦いに決着のつかない状態を表している。決着がつくとは、その葛藤に答えが出ることである。その答えを自らが見出せない時に、葛藤は終わることなく脳がその戦場となる。その戦いが頭痛である。全面戦争になることはなく、局地における限定的葛藤が片頭痛である。全面的戦争になってしまうと、脳幹内出血になってしまう。

この人に欠けているのは、中庸、中道を行くというバランス感覚と自らの思考の立脚点を持つということである。ひと言でいえば、軸がないということである。考えがその都度風見鶏のように、その時の情勢で変わってしまう主体性欠如の人である。別な言い方をすれば、立脚点なき自己の語らいをする人である。立脚点とは、思考の立場（主義主張、哲学、価値観）であり、それを保持していない、それはΦ（ファルス・男根）のない女性と同じである。とするならば、女性は頭痛持ちが多いということになる。頭痛は女性の専売特許である。この偏向は肩こりにも繋《つな》がる。なぜならば、片、偏、こりであるから。

(3) 言葉の分析

「ねばならぬ」「べきだ」が強いため、断定的な思い込みを確信とし、他者の語りに耳を傾けない傾向がある。よって言葉は決めつける表現が多い。

「それはこうだ」「それは違う」「そうしなさいよ」「知らなかったの？」などと決めつけた表現が相手の心に刺さる。同様に言われた時、他者の言葉が片頭痛の人の心に刺さる。こうして言葉の剣が互いに火花を散らし頭痛となる。

〈アルツハイマー病〉

(1) アルツハイマー病の症状

典型的な初期症状は、記憶障害である。ちょっと前のことすら思い出せない。その他、抑うつ気分や多弁になる、心的にいえば躁うつ病である。情動の変化も激しく症状は進行していく。やがて日時や場所、人と自分との関係が解らなくなってくる。いわゆる、失見当識である。最終的には家族の顔も判別できなくなる。

(2) 心の分析

決定的な治療法がないということは、心を治す薬はないというようなものだ。常識的にいえば、認知症になるとは認識できなくなることで、様々な物や事柄の意味を理解できなくなることである。

なぜ認識機能が障害を受け、意味が解体した無意味の世界へと移行してしまったのであろうか。この原因は、否、心の動機は推測することができる。目の前の現実があまりにも苦しく過酷で解決しようのない絶望的体験に遭遇した時に人は、「こんなことなければよかったのに」「夢であればどんなに良かっただろう」と思う。いっそのこと、この現実がなくなればいいと願うが、現実は消去できない。ならば自らの記憶を消すしかない。その決意と動機が認知症の因子となる。現実逃避をしてみても人生の辻褄は合わず、晩年になってもそれを引きずっている場合、人生の最期の時ぐらい安らかな気持ちで何事もなかったかのように締めくくりたいと思う。

この時、心は一切の意味を放棄する。これがいわゆる記憶喪失である。自らが招いた安寧の境地である。それを招来したのがアルツハイマー病である。お釈迦様が言ったように、人間の一生は生老病死で、しかもその人生は四苦八苦である。人生終焉の時ぐらい安らかな気持ちでその最期を迎えたいと思った時、これまでの人生を夢だったことにしてしまうのが最もしあわせなのである。

人間は意味を持っているから苦しむのである。意味さえなければ、愛も憎しみもなく、恨み、執念も怒りも嫉妬も羨望も怨念もなく、唯々日々を生きられるのである。これをしあわせと言わずとして何という。アルツハイマー病は、人生最期において仕合わせを手に入れる魔法的病気なのである。

この病の人は、正直で真面目で言葉を額面通り受け取り、ユーモアを介することは苦手である。冗談の通じない人である。相手の言った言葉をそのまま受け取るため、その意味と存在に圧倒され続けている。悪意も出せず、自らの内にある小さな邪魔な心も厳しく見張って、それを表に出さないように生きてきた。しかしその防衛も力尽き、晩年はその破綻により子供じみた悪戯や常軌を逸した行為を平然と行う。その代表的なのが、裸になったり糞便を隠したり奇妙な行為を繰り返す。これこそ幼児期に抑圧された泥んこ遊びの生の姿である。

こうして常識や認識から解放されて自由に生きる、そう決めたのがアルツハイマー病である。

(3) 言葉の分析

「忘れたい」「夢みたい」「夢のようだ」「本当なの?」「確かなの?」「わかってるの?」などと、事実確認をしたり、逆に現実を否定してしまう両極の言葉を使う。ファンタジーでディズニーランドに行くのも、夢の国への逃避である。そこに行く人たちは、いわば正常な認知症である。言い換えれば、健康なアルツハイマー病である。

〈パーキンソン病〉

(1) パーキンソン病の症状と原因

初めは振戦、次に筋固縮、次に無動の三大症状が現れる。分かりやすくいえば、手足の震えから始まり筋肉はこわばり、動作が緩慢になっていくのである。または無表情になったり転びやすくなる。この歩行障害も特徴で、前屈みになって、ちょこちょこと歩くようになる。さらに進行すると足がすくんで、最初の一歩が踏み出せなくなる。こうした運動障害のほかに、自律神経障害や精神障害をきたす。パーキンソン病は神経伝達物質であるドーパミンの不足が原因とされている。

(2) 心の分析

ドーパミンは代謝を受けてノルアドレナリンやアドレナリンになる。アドレナリンは血糖値を上げ血圧を上げる、いわば刺激剤である。一般的にはこの神経伝達物質は、快感や多幸感を得たり、意欲を作ったり感じたりする。言い換えれば、ドーパミンを分泌させることは、快感を得ることでもある。

これは自律神経に作用する交感神経と副交感神経の働きを左右する薬剤である。元の物質はドーパミンで、その不足から神経や筋肉に影響を及ぼし、手が震えたり筋肉が硬直し歩行障害を来す。特にはじめの一歩を踏み出すことが困難となる。まさに、この事態こそ、パーキンソン病が物語っている心そのものである。

それは、はじめの一歩である。新しいことや再出発、決断などの覚悟を伴う状況において、勇気と判断力、思考力が働かず、茫然自失の姿がそのはじめの一歩を踏み出せない行動障害に表れる。まさに、その言葉を体現したのがパーキンソン病である。人生において、決断しなければならない、あるいは新しい方向へと転換しなければならない決断の時は何度も訪れる。その場面を回避し、その決断と覚悟を先延ばしにした結果、その終末において辻褄が合わなくなり、遂には体にその言葉が現れてしまったのである。これまで回避してきた人生の各場面において、彼らは自己を二つに分裂してきた。一つはそのままの自分、もう一つは一歩踏み出した新しい自分とに。

その分裂を一身に納めたのが、パーキンソン病である。その観点でいえば、精神の分裂病を身体化したものであるといえる。これがパーキンソン病の真実である。

(3) 言葉の分析

語りが首尾一貫しないで話題があちこちに飛ぶ。それと言葉を途中で区切り口ごもってその先が続かず、別な話に移行してしまう。その移行は何の関連性もないのが特徴である。意味の連鎖がなく、全く別な話題に転じてしまう。この会話は他者とのコミュニケーションには、唐突で意味不明と受け取られかねない。この分裂した会話が特徴である。

症状の中に、バランスが悪くなるというのがある。このバランスは心の平衡でいうならば、双極性障害のような両極への偏りが考えられる。この両極がバランスしている間はいいが、それが断ち切られた時、分裂病となってしまう。分裂病の特徴は、鈍感さと鋭敏さの両極である。そして無感動で無機質で表情のない、能面のような顔つきになる。これらはパーキンソン病の無表情、低い声、言葉の不明瞭さと呼応する。

それに加えてパーキンソン病は、小字症がある。これは心理学でいえば、自己卑小観を表す。自己価値の低さが、自己愛パーソナリティーの大きな字を書くそれと対極にある。自己の価値のなさをその小字が表している。

「私は頭が悪い」「調子が悪い」「運が悪い」「口が悪い」「手癖が悪い」「悪しからず」などである。

3. 呼吸器系

〈気管支喘息〉

(1) 気管支喘息の症状

気管支喘息の主な症状は発作性の咳、呼吸に伴うゼーゼー、ヒューヒュー、という喘鳴、息が苦しくなる呼吸困難の三つである。この喘息には、アトピー型と非アトピー型がある。アトピー型は子供に多く、成人の場合は、大半が非アトピー型である。

(2) 心の分析

喘息は、「母への叫び」という分析上の形式がある。「お母さん！」という叫びが、心の中で頭の中で、何度も何度もリフレインしている。それがどうしても言葉にできない時、空気だけが声帯を通って咳という発音しかできない。これを称して、喘息全て「母への叫び」と解釈した。特に小児喘息においては、これが如実である。不安や淋しさから「お母さん！」と呼びたいところ、それは声にならず、でも伝えたい、呼びたい、この思いが気管支を空気だけが通り抜けさせていく。

声が言葉にならないということは、その言葉を聴いてくれる母が、すなわちその声を聴き取る母の存在が、そこにないことを意味している。このどうしようもない切ない、やるせなさが、咳に込められてはいないだろうか。これは決して、内科治療によって治るものではない。精神分析では、この小児喘息を母の不在として捉え、母性喪失者と名付けた。これは本来受けるべき世話を、正当に受けることのできない子供の別名である。

成人以降に発症した場合も、基本的には小児喘息の意味と変わらない。しかし、所帯を持ち、社会的に大人として生きている人が、なぜ「お母さん！」と、再び叫ぶのであろうか。これは、「退行」という言葉で説明できる。それまでこの叫びを抑圧していたが、甘えと依存の心に負けて、子供時代が何かをきっかけに現れたと考えられる。これを子供時代の再演という。その人にとって、時は止まっていたのである。喘息の意味するところ、それは「母への叫び」なのである。

(3) 言葉の分析

この人達の使う言葉は、決まっている。「ママ」「お母さん」これを始終、口にしているはずだ。家庭内でも、ママ、パパと呼び合い、お母さん、お父さんと呼び合っている。それでも足りない人は、スナックに行って、「ママ、ママ」と連発している。小料理屋に行って「お母さん、お母さん」と言っては、手作りの惣菜を食べている。母性喪失者がいる限り、スナックと小料理屋は、不滅である。

〈ウイルス性肺炎〉

(1) ウイルス性肺炎の症状と原因

ウイルス感染によって、気管支に炎症が起こり、咳や痰、頭痛、発熱などの症状が現れる。乳幼児や高齢者に多く見られる。

(2) 心の分析

乳幼児の肺炎は、このウイルス性肺炎がほとんどである。空気中のウイルスが鼻、喉、気管支を通して肺に入り、炎症を起こす。すなわち、環境の病といえる。それも空気自体の問題ということになる。

この空気とは、病原菌を含んだ空気そのものを指すのは当然であるが、もう一つ、人間は、雰囲気という心の空気を吸っているのである。ウイルスだけがこの肺炎を造るとしたならば、全ての人が肺炎に罹るであろう。なぜならば、ウイルスは目に見えず、空気中至る所にあるはずだから。では、なぜ全ての人が発症しないのか。それは、個々の免疫力の強さによるものである。空気中のウイルスだけならば、この免疫力によって発症を抑えられるはずである。発症は、抵抗力の弱さに関わる。そこに、その気力の萎えた原因として、雰囲気という空気がそれをもたらしたことになる。

乳幼児にとっての雰囲気とは、母の空間である。母が吐き出すその雰囲気は、ため息という雰囲気で作られたものである。そのため息を吸った乳幼児は、気力が萎える母のため息は、母の無力感、抑うつ感、悲しみ、気だるさ、やる気のなさによって醸し出されたもので、これもまた、母性喪失者となる。

成人の場合の肺炎は、子供時代に発症すべき肺炎が、成人まで先延ばしにされたということに過ぎない。子供時代に、心の時が止まったからである。人間は、二つの時間を生きている。この三次元空間の肉体の時間と、心の時間の二つながらを生きている。肉体の時間は、誰にでも平等に作用し、成長と衰弱という時間軸を与えた。しかし、心は無時間、無空間のために記憶というメカニズムによって、心の時はその時、その場所に釘付けされてしまうのである。これをトラウマという。フロイトは、それを固着点と定義した。

乳幼児期にその雰囲気の悪さの中に生きながら、肺炎という症状で、母性喪失状態を訴えられないほどの抑圧下にあったと、想定せざるを得ない。人は、あまりにも大きな衝撃や恐怖に対して、声が出なくなってしまうものである。これによってその人は、沈黙してしまった。これを私は、冬眠に入ったという。人はあまりの恐怖に襲われると、身も心も凍り付くという。英語でいうフリーズである。この事態がその人を襲ったならば、肺炎になる機会を凍結されたことになる。それが、解凍するまで、冬眠状態でその時を待っていたのである。きっと、クールに生きていたのだろう。表面は、とても冷静で理知的に生きていたはずである。

(3) 言葉の分析

乳幼児の場合は、言葉はないので咳しか出ない。敢えていうならば、その雰囲気を作った、母の言葉の分析になる。これは、「あ〜」というため息に尽きる。「もう〜」「全く〜」そして「あ〜〜あ」と、詠嘆する。大人の場合は、「しょうがないなぁ〜」「諦めるか」「もうだめだ」「気力が失せた」と、いいながら詠嘆する。

《症例》肺炎球菌性肺炎のNさん

Nさんは、五十代女性、一児の母。夫は真面目に一つの会社に勤続し、平穏な家庭を築いていた。ところが、この平穏が問題であった。それは、何も語らない父だったのだ。中学生になった一人息子に対して、何のアドバイスも、示唆も、教育もなく、ただビールを飲んでテレビを見ているだけだった。家庭は、全く静かだった。

ところが、息子が中二の冬頃から、夫婦喧嘩が絶えなくなった。原因は、諸々の些細な不満が爆発した、妻からの一方的な叫びだった。その不満の原因は、話が通じない、話しかけても答えない、何も指し示さない、何の意見もない、言葉を持たない、ただ働くだけの人だったことに気付いた、それへの不満である。

結婚生活十年経った頃に、言葉のない夫に気付いていたが、思春期を迎えた息子を教育できないその姿から不満が爆発した。不満を抱いて四、五年経過したところで、遂に彼女はこう言った。「同じ空気を吸うのも嫌」と。この頃、息苦しさとか、呼吸に違和感と不快を感じ受診した。するとウイルスによる肺の炎症だった。医師には、「薬を飲みながらウイルスを増やさずに、一生付き合っていくことですね。ウイルスの撲滅は、ありません」と言われた。

まさに、同じ空気を吸うことへの嫌悪と拒絶は、その空気の中に体も拒絶したいウイルスが混じっていることを指している。その時、既にウイルスが体を蝕んでいた。こうしてNさんは、別居によってウイルスの影響を排除した。夫と離れることで、会話もなく、イライラも不満もなく、すなわち夫というウイルスを排除したことで、彼女は自らの体を防衛したのである。

乳幼児の場合、「同じ空気を吸うのは嫌」という言語は、存在しない。それではなぜ肺炎になってしまうのであろう。空気感染の場合、ウイルスを発している人がいるならば、受け取る側の知性にかかわらず（すなわち言葉が存在しなくても）、そのウイルスに汚染されることはあり得る。その汚染が日常的で継続的ならば、ウイルスは乳幼児の肺に飛び込み、感染症を引き起こすことは十分考えられる。そのウイルス発信元は、誰あろうその子の母である。

その母は、どうしてウイルスを持ち、それを生み出し吐き出し続けたのであろうか。それは、生物学上その母を育てた母から受け継ぎ蓄積し育てたという以外にはない。まさに、DNAのように、心のウイルスは遺伝していると考えざるを得ない。この母のウイルスを、母性欠如という。精神分析では、子供を育てるのは母の世話行動と愛着行動である。この愛着こそ、真の母性である。この母性の代々の継承の中で、人は健康に仕合わせに育つ。これを失えば、自分を守るものを失い、いわゆる免疫力の低下を生み、ウイルスに感染してしまうのである。この汚染とは、不快感、不満、不眠などの母が抱く日々のイライラ感から、発生したものである。

〈肺結核〉

(1) 肺結核の症状と原因

感染初期には自覚症状はないが、体内で結核菌が増殖すると、咳・痰・胸痛、時に血痰や呼吸困難に見舞われる。

結核の原因は、結核菌の感染による。風邪と同じように、空気や飛沫による空気・空間感染である。健康であれば抑えられる結核菌であるが、免疫力の低下によって発症してしまう。

日常生活の背景としては、過労や栄養不良、不眠、不摂生、不規則な生活による体力低下が、潜伏した結核菌を増殖してしまう。

(2) 心の分析

結核は、保菌者との接触で感染し、抵抗力のない人に発症する。空気を伝わってくるのは言葉である。言葉はまさに、この結核菌に相当する。ということは、その言葉に対して言い返せない、抵抗できないで呑まれてしまう気の弱い性格構造が考えられる。

性格的弱点とは、言い返せない自我、その自我は、自分の考え、自分の好み、自分の生き方、自分の価値観といった「私」が、脆弱である。ゆえに、言葉の菌に対して防衛できず、また吐き出せず、自らの心の内に溜め込んで耐え切れなくなって発症するのである。自己防衛の脆さは、まさに免疫力の低下と対応する。これを心理学では、自我脆弱性という。言い換えれば、自我未成熟で意志の弱い、気の小さい人間ということになる。いわゆる、自信のない人である。

(3) 言葉の分析

この結核菌に相当する言葉とは、何であろうか。自我を危険にさらすのは、自己愛を傷つける言葉である。それは、けなす、否定する、拒絶、排除、必要がない、役立たずなどといった言葉全てに反応する。なぜならば、それを撥ね返す自信のある自我が存在しないからである。「くそっ」「負けるもんか」「いつか見ていろ」という思いを心の内に秘めて、見返してやるぞという意地だけで生きていく。が、それが耐え切れずエネルギーを失った時に発症する。

言葉と意識で敗北を認めることは、この自己愛者にとっては、死ぬこと以上の恐怖である。それゆえ、身体化でそれを表すしかないのである。敗北を認める勇気があれば、結核にかかる必要がない。

《症例》三十三歳　男性　Sさんの場合

それは仕事でつまずき、無力感を感じ、職場の競争からリタイアしたいと思っていた矢先の結核感染だった。彼はパソコンを持ち込んで入院した。そこで仕事をしながら、院内にあるトレーニング器具を使い、運動不足にも陥ることなく、まるでリゾートに行っているような、リゾートホテルに滞在しているかのような快適な入院生活を送っていた。

この病気は検査で三回とも陰性が連続した時に退院となる。彼は、二度は続くが三度目は陽性となって、入院を継続した。三か月あまり経った頃、ようやく彼は職場復帰を思ったのか、退院となった。これはまさに、職場での競争に負けた自らを癒すための自己治療の試みだったのである。それに、全く手術も痛みも何も苦痛のない、いわば快適な入院を見事に見つけたのである。結核は、贅沢《ぜいたく》怠け病といえる。

〈肺気腫〉

(1) 肺気腫の症状

肺胞が破壊されて、くっ付き合い大きな空気の袋となってしまう病気である。その結果、呼吸が十分できず、息切れ、風邪などをきっかけとして、呼吸困難に陥る。患者の大半は、慢性気管支炎を伴っている。

(2) 心の分析

肺胞の働きは、酸素と二酸化炭素の交換を行う。これは、不要な二酸化炭素を吐き出し、新鮮な酸素を取り入れるということである。肺気腫は、この交換の障害となる。

ということは、新旧の交替の障害ということになる。古きを捨て、新しきを取り入れる心の機能障害である。これは、新しいことへの取り入れ不全、もしくは恐れから、旧態依然とした相変わらずの自己を保持したいという進歩のない、漸進性のない、成長の概念のない、変わらないことを善とする性格構造といえる。はじめの一歩を踏み出せない、心配性で弱気な自我ということになる。

常に新鮮な心で、今日より明日と希望を持って、のびのびと生きることのできない、現状維持の保守型人間といえる。

(3) 言葉の分析

保守型人間の言葉は、現状維持と変わらぬことが、安心と安全をもたらすため、革新や新規自粛、新しい潮流には、否定的で拒絶的である。現状を守ろうとしているために、変わろうとしない姿勢から、「このままでいい」「変わらないことがいい」「もういい」などの言葉が多い。

〈過換気症候群〉

(1) 過換気症候群の症状と原因

呼吸のし過ぎで、動悸が起こったり、酸欠状態になり息苦しさを覚える。また、手足のしびれや脱力感に見舞われる。息を吸い過ぎて吐き出せず、血中の二酸化炭素が減ってしまったことから起こる。

(2) 心の分析

この症状は、心身症の最も代表的なものである。身体的には、ただの息苦しさで、器質障害や病気と呼ぶわけにはいかない。ただの症状である。それも、吸って吐くという呼吸のバランスを著しく欠いて、吸うだけになってしまうことから生じる。これは、外気を「もっと、もっと」と叫んでいることになる。

いわば、日常的に酸欠状態にいることになる。これは、まるで空気の薄い高山に、一人立っているようなものである。孤立である。誰も私を見ていない。誰も私を守ってくれない。誰も私を助けてくれない。叫ぶ代わりに、吸い込んでしまったのである。吐くとは、言葉を吐くということである。吐くことができないということは、すなわち、言えない人ということになる。

そして「もっと、もっと新鮮な空気を」と叫んでいる。この新鮮な空気とは、私を生かし、元気づけ、勇気づける言葉を欲している自我ということになる。

この症状にいる人は、二酸化炭素を吸って、血中のアルカリ性を酸性にすることで、興奮状態が鎮まる。その人に不足しているのは、「二参加単素」という意味になる。彼らが求めているのは、自分を単素、すなわち一人の人間と認めて、共に生きてくれる人を求めているという体のサインである。つまり、独りぼっちだということである。それも、自己承認もされずに放っておかれた寂しい人の叫びが、この過換気症候群の人達である。

(3) 言葉の分析

「独りぼっちは寂しい」「一人にしないで」「私を認めて」「そうですよね」「一緒にいようね」「一緒に行ってくれる?」などのように「共に」の言葉が多い。人々の中に混じって、自らの存在を承認されるべく、孤軍奮闘するのである。

〈肺癌〉

(1) 肺癌の症状と原因

肺癌には二種類あり、小細胞癌と非小細胞癌とある。後者のほうが頻度が高く、手術適応の癌である。前者は手術不適応の場合が多いとされている。いずれにしても、肺に発生した癌である。

(2) 心の分析

非小細胞癌は、喫煙の因果関係が濃厚とされている。煙草を吸いたいという衝動と欲求は、唇の刺激を主とする。煙草の形状と唇の位置関係とその形態からすれば、これは授乳行為以外の何ものでもない。授乳行為の目指すものは、生命の維持である。これを分析では自己保存欲動という。この行為が唇を通して行われるために、その満足は唇の快の刺激を形成するとされている。

授乳行為が不足で不満足であった場合、この唇の快を求めるという欲求が、その部位に固定される。これを分析では固着という。平にいうならば、「唇の快にこだわる人」となる。その最初の固着の表れは、指しゃぶりである。そして、爪を噛み、口に何でも持っていってしまうという乳幼児の行為に現れる。成長して後に、この固着が残っている場合、指しゃぶりは煙草になる。その形状を見れば明らかであろう、指しゃぶりの指が煙草に変わったことが。

授乳の物足りなさは、こうして煙草への嗜好となり、本数が増えていく。一日二箱、四十本以上を吸う人は、このカテゴリーに入る。別名チェーンスモーカーという。途切れることなく吸い続ける。このとめどなき欲求が、肺にその痕跡の癌を、作ってしまう。

小細胞癌もそれと同様である。乳房への固着、本来その飲み込むのは液体であるはずなのに、その人達は煙を吸い込んでいるのである。ということは、実質的授乳の痕跡がないということになる。行為としては、母乳や粉ミルクを飲んでいたはずである。しかし彼らには、その実感としての記憶痕跡がないということになる。

要するに、煙に巻かれたのである。実体がない母性のもとで、適当に育てられてしまったのである。何とも軽い存在である。水と煙を比べれば、どちらが軽いか言うまでもないだろう。

(3) 言葉の分析

肺癌になる人は、「はい」と言えない。「YES」が言えずに心の中で「NO」を叫び続けている人である。素直に受け入れることのできる現状がないために、彼らは「YES」が、「はい」が言えないのである。言葉では「はい」と言っても、心の中で「NO」と言っているこの食い違い、不一致こそ、葛藤と戦いの場を作り展開する。これが肺癌である。

肺の症状をみると、肺の小細胞がつぶれる、破れる、熱くなる症状から、「胸がつぶれる」「胸が熱くなる」「胸が裂ける」「胸が詰まる」といった言葉が表すように、これらは悲しみや辛さ、悔しさ、憎しみが心一杯になり、耐え難い境地をたとえたものである。その極みは、「断腸の思い」「血を吐く思い」だろう。

このように、胸は心臓や肺を含め「張り裂ける思い」という表現に、その人の環境と状況が、切迫し圧迫され、吐き出しようのない窮状にあることを示している。ここから生まれる言葉は、「辛い」「悲しい」「苦しい」「耐え難い」苦痛の思いを胸に秘め、言葉に吐き出せない忍耐と我慢を何食わぬ顔で生きている人である。愚痴や弱音を吐かず、坦々と日々を過ごす静かな人である。その静寂に沈黙に限界を来した時、体が叫び始める。その時は言葉にならず、血を吐いてしまう。肺癌になる。

現在は医療技術の進歩、検診技術の向上で重症化される以前に発見されるために、血を吐くまで気付かない人は皆無であろう。しかし、周囲の人々の顔色を窺いながら言えない人たちは、内に秘めた様々な破壊的言語によって、自らの細胞をつぶすのである。それは、肺の一群の病気として表現される。

〈風邪症候群〉

(1) 風邪症候群の症状と原因

風邪とは鼻腔、咽頭、喉頭、扁桃などの部位に急性炎症が起こる病気の総称で、普通感冒ともいう。鼻汁、のどの痛み、咳、痰、頭痛、発熱、全身の倦怠感、筋肉痛、関節痛、嘔吐、下痢などの様々な症状を引き起こす。

普通感冒の原因は、口から侵入したウイルスによる。ウイルスの他には溶血性連鎖球菌や肺炎球菌などが原因となる。

(2) 心の分析

インフルエンザもそうであるが、炎症の症状を来す風邪は、外部からウイルスが侵入し、抵抗力が弱まっている場合などに発症する。外部侵入に対する抵抗力の弱さを心に置き換えると、ウイルスは他者の言語に相当し、抵抗力は自己防衛機制の強さによる。

このことから抵抗力とは、心理学では自我の強さという。その逆に弱さは自我脆弱性、または意志薄弱という。心理学で最も大切にするのは、自我の堅牢さである。堅牢とは、自分の考え、自分の言葉を持ち、自分の意見を外に向かって何の躊躇もなく明言できる力である。

この言葉の力が外からのウイルス、すなわち他者の言葉に対しての抵抗力となる。全て反発や反抗、または対立するわけではない。人間関係において譲れないところで、この抵抗力が発揮されるか否かが、風邪に罹るか罹らないかの分岐点である。

インフルエンザの語源の一説には、英語のインフリュエンスからきたと言われている。意味は「影響」である。インフルエンザに罹患するとは、他者に、または世界の現象に自我が圧倒されて、それに呑み込まれてしまうことである。自我を保ちきれずに、津波に呑み込まれるようにウイルス（他者の言葉）に占領されてしまう。その自我状態が風邪の罹患である。

風邪とは邪魔な風と書く。邪魔な風とは、他者の言明であり、その言葉が自我にとって自らを否定してくる正しくない邪魔なものである。風は、途切れなく連続して目に見えない。津波のように自我を包み込む。自我はこの風、すなわち邪魔な言葉によって包囲され身動きできず、力を失い倒れる。これが風邪の症状である。

まず熱が出る。放出されないエネルギーは、自らの内に籠り体温を上げる。反論できなかった呑み込まれた言葉は、咳となって吐き出される。咳は言いたいことを言えなかった象徴であるから。

下痢も鼻汁も受け入れ難き、他者の言葉の垂れ流しである。

痰は熱が形になったものである。なぜならば火を起こす、火を二つ重ねて病気としたものである。この「熱」の文字が語るのは、情熱の痛みである。抵抗できなかったその無力感は、全身の倦怠感、だるさで表され、言えなかったその悔しさは、言いたいことの名残としての痛みで表現される。物事の節々で言えなかった場合は、関節痛となり無力感を感じさせる。自らの言語能力のなさを嘆いた時、筋肉痛となる。

(3) 言葉の分析

「嫌な気分」「あいつのせいで」、流行に敏感で「今、何が流行っているの?」などと人の動向や世間の流行を過剰に、また、過敏にアンテナを向けて常に流行から外れないように振る舞う人達が使う言葉である。なぜならば、風邪は流行性感冒という。

人から人に空気感染したり、風のようにそれは気付かないうちに口や鼻腔を通して静かに侵入してくる。沈黙のウイルスによって影響される人はこう言う。「私は敏感なの」。敏感の度が過ぎると過敏という。この人達に共通しているのは、自らのセンスの良さを周りに吹聴したがるものである。

4. 消化器系

〈食道炎〉

(1) 食道炎の症状と原因

食道の粘膜が炎症を起こして、びらんなどが生じる病気。原因は、消化液の逆流やウイルスの感染やクローン病による。

(2) 心の分析

食道の働きは、嚙み砕いた食物を蠕動運動によって胃へと送り込む。その経路にあたる食道にびらんなどが生じることで蠕動運動が低下し、嚥下障害が生じることもある。食べた物を呑み込み胃へと送り出すこの力は、「受容力」という言葉になる。

呑み込むとは、全てを受け入れる心をいう。しかし、受け入れ難い物が、一つでもあれば、人はそれを吐き出したいと拒絶反応を起こす。呑み込んだ時点で、嘔吐反応しない人がいるが、これはケチな人である。一度呑み込んだのだから、吐き出すのはもったいないというクライアントがいた。このもったいない主義の人は、決して吐き出すことなく、全て呑み込んで胃袋に収めてしまう。受け入れたものの拒絶反応が強い場合、胃はそれに抵抗して重く感じたり痛くなったり気持ち悪くなったりする。吐き出したいのに吐き出せない場合は、下痢や食中毒によって排泄する。さらに進行すると、最終的には腸・直腸の癌に至ることもある。

食の体内化の水際で反応するのが、この食道炎や他の食道の病気になる。他に食道アカラシア、食道痙攣や食道狭窄、食道神経症など様々な病気が存在する。その最たるものが食道癌になる。

(3) 言葉の分析

拒絶が主体であるから「でも」「けれども」「しかし」「できない」などの拒絶的、否定的言葉が多くなる。中でもよく二言目には「でも」と言って反発や拒絶をして受け入れようとしない態度は、よく見受けられる。そんな人は、拒絶することで自我を表そうとしているのである。それは、確かな考えを持った自我がないからである。

〈胃潰瘍・十二指腸潰瘍〉

(1) 胃潰瘍・十二指腸潰瘍の症状と原因

胃潰瘍では、食後にみぞおちの辺りに痛みを覚えることが多く、十二指腸潰瘍では夜間など空腹時に痛みが発生することが多いとされている。胸やけや胃もたれを伴い、嘔吐、最終的に吐血や黒色便が見られるようになる。

胃潰瘍は胃の粘膜に傷がつき、その欠損が粘膜下の筋肉の層にまで達してしまう。これは、消化酵素のアンバランスな分泌によるものである。そのバランスを崩す原因としては、ストレス、飲酒、香辛料による刺激、解熱鎮痛薬の服用などが挙げられる。

現在はその主な原因として、ピロリ菌の感染が指摘されている。ピロリ菌は胃酸の中でも生き延びていく。

十二指腸潰瘍は、空腹時の腹部の痛みのほか、吐血や黒色便など胃潰瘍と同様の症状をみせる。これも消化酵素のバランスが崩れて発症する。これにもピロリ菌が関与している。そのために胃潰瘍も十二指腸潰瘍も同一の病気として捉えてみる。

⑵ 心の分析

消化酵素のアンバランスとは、胃酸過多といえる。分泌量の過多やアンバランスを来す元には、心のアンバランスと過剰な食欲が考えられる。胃は食欲のスイッチと共に胃酸を出して消化の準備をする。そこに食べ物が入ってこなければ消化のために出た胃酸が胃の粘膜を傷つけることになる。この過剰な食欲は授乳期に、ミルク摂取のリズムと量の不安定さによっていつも欲求不満の状態であったと考えられる。慢性的空腹状態が胃酸過多を生み、胃の粘膜を損傷したといえる。

これを精神分析では、口唇愛欠損者という。いつも心は「欲しい欲しい」と叫び、甘えと依存に支配され、いつも何か待っている甘えん坊になる。この未成熟で幼い性格が、甘えに飢えた胃袋を胃酸過多の状態にしてしまう。

周囲の人々に、甘えることのできる人は、この胃酸過多を精神的甘えによって満たし、胃酸過多の状況は回避される。しかし、しっかり者で頑張り屋の人は、甘えることなく食だけで満たそうとしてしまう。ゆえに過食や多食（一日四回以上の食事）において、常に胃に負担をかけ続け、空腹を恐れ食べ続けてしまう。胃は過酷な状況にさらされ疲弊して、最終的に、胃潰瘍から胃穿孔、そして胃癌へと進んでいく。

(3) 言葉の分析

「甘いもの」「甘える」「甘やかす」「甘えん坊」など、甘えという言葉のつくものを嫌う。防衛的な態度によって甘えへの欲求を抑圧し、自立した自分を演じて生きていく。他人の甘える姿を見るとイライラ、ムカムカ、胃がキリキリと痛くなる。まさに胃潰瘍の前兆である。この状況は、日々慢性的に継続していった場合、胃は機能低下から器質障害へと至るであろう。それが胃潰瘍、十二指腸潰瘍である。

〈胃癌〉

(1) 胃癌の症状

胃潰瘍と同様の症状で、その損傷部位が癌化したものである。

(2) 心の分析

胃の機能は消化である。吸収は小腸や大腸が行う。胃の役割は、あくまでも消化である。何を消化するかといえば食物である。好きな物を食べる。そして空腹の胃袋を満たす。それを満足という。

そこからいえば、胃袋には「好き」と「満足」という文字が刻まれていることになる。好きなことを好きなだけ満足するまでできなかった人の思いが癌を作る。ちなみに癌という文字は、病垂れに品を山ほど、と書く。

この品とは食物、もう一つは物品の品である。これは買い物依存、バッグ、靴、衣類、宝石や様々な物品をネットで買いあさる人達を指す。部屋中、物で埋め尽くされたり、収集品で部屋が占拠されてしまう人など、文字通り品が山ほど積まれて何の満足も得られない不満足病といえる。彼らは集めても集めても、これでいいと思う満足を持つことはないからである。

(3) 言葉の分析

いい人、胃だけに。そして言えないで胃に溜め込んで、胃がもたれ、胃が重く最終的にはムカムカして、悪寒の中でのた打ち回る。言えないがゆえに、怒りや腹立たしさ、むしゃくしゃした気分を言葉にできないため「腹が立つ」「腹に一物」「腹の虫が治まらない」文字通り「腹を痛める」そして最後に「腹を割る」と言って、手術をするのである。また、胃を腹と言い換えて「自腹を切る」「詰め腹」「むかっ腹が立つ」と言って怒りを溜めているということがうかがわれる。それらの言葉を口に出して言えない人達が、胃を患う。

〈過敏性腸症候群（慢性下痢・急性腸炎）〉

(1) 過敏性腸症候群（慢性下痢・急性腸炎）の症状と原因

腸の蠕動運動が低下して便秘する便秘型と、逆にその運動が過剰になって一日三回以上の下痢が続く下痢型と、下痢と便秘が交互になって現れる三つの型がある。原因は、自律神経の失調による。ストレスが大きく関与しているといえる。

(2) 心の分析

水分と養分の吸収にある。そして全ての水分と養分を吸い取られたそのカスは、便として排泄する肛門に向かっていくが、便秘と下痢があるように、腸の自然の蠕動運動に任されているわけではない。

本来、自律神経は心や意識によって影響を及ぼされている。蠕動運動は自律的にコントロールされるはずである。ところが、何らかの原因でその自律神経に障害が起き、蠕動運動が停滞したり、加速されたりする乱れが生じる。その乱れを生じさせているのは、その人の心である。腸は密接に心と繋がっている器官ということになる。いわば、心の緊張と抑圧のモニターといえる。

腸は心の言葉に従って反応しているところと、心の無意識の部分に反応して作用するところがある。その障害因子は、緊張と抑圧（我慢）である。ここに過敏性○○という言葉が付くのである。この過敏という言葉は、現実界の人や現象に対しての過剰意識、そして過敏な意識を指している。

世界とその人の心との緊張関係を表している。この緊張とは、対立、争い、勝敗、成功と失敗、怒りと憎しみの心の葛藤と表出における緊張である。

ということは、基本に対人恐怖と社会恐怖が横たわっている。そして出す、出さない、受容と拒絶の対立した葛藤を常にはらんでいる人である。この緊張は、感情の表出と抑圧を伴い、いつも腸がその戦いの舞台となる。拒絶が勝利した場合、下痢となり、そして出せないが勝利した場合は、便秘となる。この腸の葛藤による乱れは、整える必要がある。それを医学用語では、整腸という。心理学的にいうならば、対立した項の統合ということになる。相対立する概念を統合していくことを心理学では成長という。

分析における成長の定義を、人間規定の第一とする。

本来人間は、無意味な存在であるから、意味を創造しながら生きていかなければならない。人間から意味を抜いてしまえば、ただの動物である。食って寝て出しているだけでは、自然界の動物以下になってしまう。言えない、動けない、何もできない人達は、意味を持ちたくても持てない。その意味ある人間を否定するかのように、生命の尊重論が生まれた。人の命は、地球より重いと言った人は、その重さをどのように計測したのであろう。本当に命の重さは測れるのであろうか。

命は六〇兆個の細胞によって構成されているといわれるが、ただ生きて命の営みを永々と繰り返しても、ただの動物である。心理学では、その生命としての人間を動物から昇格させるために言葉を持ったと考える。言葉は意味を作り、命に別の次元を与えた。

それは生き永らえることでなく、生きる意味を持つという限りない生成発展する精神の次元を作り出した。肉体はＤＮＡによって支配され、進化はそれほど望めない。ところが精神は無限に広がっていく。まるで宇宙の膨張のように、否、それすら超えて宇宙を包み込んでしまうほどの思考を手にした。この思考が目指すところは、唯一、成長である。そして成長しない人間は、腸を病む。

こんな症例があった。

分析家がクライアントの分析中に、自らを超えて成長したクライアントを見た時、腸炎となった。そしてその敗北感から、また劣等感から、そして無力感までも伴い落ち込んだその先に、分析家は必死に勉強した。すると、今度は急性腸炎になった。まさに自らが努力し過ぎて「きゅうせいちょう」したための「急成長」、腸のモニターだった。

三十歳独身女性が、店長候補に応募したところ、その意欲とアイデアによって採用された。出社当日急性腸炎になって救急車で運ばれ、病院で診察中に意識を失い緊急入院となり、全治一週間を要した。そのため、二週間ほど遅れての初出社となった。

この身体の叫びは何だったのかといえば、店長候補に応募しながら、まさか採用されると思わなかった、その任の重さと分不相応に気付き、そこまで私は成長していない、採用側の過大評価によって自らが急成長させられてしまった。その拒絶反応であった。

(3) 言葉の分析

出す出さないという肛門に繋がる腸の働きは、それへの前駆となることから、腸は出す出さない、受容と拒絶という四文字を常に思考している器官である。

ここに腸は第二の脳と言われる所以がある。胃は消化のみの単一機能であるのに対して、腸は四つの機能を吟味しながら作用している。この思考に関与するのは、当然ながら脳によることは明らかである。

その思考に対して、決して従順にストレートに反応するわけではない。独自に思考しているわけではなく、そこにもう一つの脳、すなわち無意識の言葉が関わっている。常日頃、日常的に何気なく口癖になっている言葉がそれを表す。その言葉とは、「くそっ」「しまった」「むだ」「鵜呑み」「しぶしぶ」「絶対」などの極端な表現をする言語である。

〈虫垂炎〉

(1) 虫垂炎の症状と原因

盲腸の先端にある虫垂と呼ばれる突起に、炎症が起きる病気。腹痛や吐き気、嘔吐の症状を伴う。

(2) 心の分析

盲腸という文字を見れば、盲目の腸と言っている。この盲目は、母のまなざしのなさを表し、かつまた、母の盲目的な愛を表す。我々は、母のまなざしの許に自己存在を規定している。母のまなざしなくしては、この世に存在し得ないのである。「もっともっと自分を見て」と心が叫ぶが言葉にならず、盲腸が炎症を起こしてしまうのである。

もう一つは、母が溺愛するパターンである。これを盲目の愛という。何が盲目なのかといえば、子供の欲望に従うのではなく、自らの欲望だけを見て、それに従った一方的なものであることから、「盲目の愛」という。

(3) 言葉の分析

心配性の母がよく言う言葉である。

「気を付けて」「大丈夫?」「お腹空いてない?」「暑くない?」「小遣い足りる?」「何か欲しい物はない?」「体は大丈夫?」等々、子供のことを心配しているのではなく、自らの不安解消のために発しているのである。それを知った子供は、自分のことを見ていないと気付くのである。ゆえに幼少から青年期ぐらいの年代に多い。

〈腸閉塞〉

(1) 腸閉塞の症状と原因

腸管が塞がって、内容物の通過障害が起きた状態。疝痛と共に腹部の張り、吐き気や嘔吐があり、便やガスが全く出なくなる。

腸管癒着や腫瘍による閉塞、腸捻転などが原因となるものと、腸管運動の低下や麻痺で痙攣などが原因とがある。

(2) 心の分析

腸管の働きは吸収であり、受容をテーマとする。内容物を塞いで、それを塞き止めてしまうということは、遮断、妨害という内容物への抵抗、すなわち受け入れ難い現実があることを象徴する。

腸がねじれて生じる閉塞は、もだえ苦しむ苦悩の極致である。受け入れ難い現象に対して体で訴えるしかない。その切迫状態は、必死の抵抗をそこに見る。なぜそれを塞いでしまうのか。それほどの現実とは、何であろう。その現実を流すことも保持することもできない程の急激な、また衝撃的な現実といえるだろう。

それに対して麻痺や痙攣が起きてしまう。緩やかなストレスや慢性的な抑うつ状況とは違って、この場合、急激な変化がもたらされる。それに対する対処不能から生じる閉塞といえる。その人の思考の範囲を超えた現象である。普段、物事に真剣に、または思慮深く対処する姿勢がない人に起きるといえる。

(3) 言葉の分析

「どうしよう」「わかんない」「わけわからない」「つまらない」といった言葉は、思考の低下状態を意味する。普段から考えることをしないため、すぐにわからないと言う。

〈腸重積〉

(1) 腸重積の症状と原因

これは生後三か月～一歳ぐらいに起こりやすい小児の病気である。

突然、腹部に激痛が起こる。そして嘔吐やイチゴジャムのような血便を伴う。これは腸の一部がその部分より先に二重に入り込んでしまう病気である。原因は不明だが、腸管にポリープやメッケル憩室という小腸の外側に袋状の物ができているケースがある。メッケル憩室は先天性のもので、小児以外は発症しない。成人では大腸憩室があり、高齢者に多く見られる。憩室とは、腸壁の一部が外側に飛び出して袋状になったものである。それが大腸周辺で起きたものをいう。

(2) 心の分析

腸重積の腸の状態を眺めると、腸が重なってしまっている。これは布団を畳むように腸壁が重なり合っている状態である。この姿は「密着」と読める。小児が望むのは母とのスキンシップ、それは肌と肌の重なり合い、密着である。これは温もりと圧迫感からもたらされる安心を求める行動なのである。それが現実的に得られないため、重なり合いたい、くっ付きたいという欲求は、腸がその代行をしてしまう。これが腸重積である。

腸は、第二の脳といわれる。心の欲求を叶えるために腸という部位を使ってそれを成し遂げたのである。この腸の賢さは、やはり第二の脳と言わざるを得ない。スキンシップがもたらす安心は、心の安らぎであり、憩いの一時である。母の懐の中にいる安心感は、後のリラクゼーションや憩いの原点となる。この憩いの時こそ、のびのびと、そして安らかに呼吸できるのである。

老境に至り人間が求めるものはただ一つ、安らぎである。たとえ一時でもそれを感じて生きていける老後を誰しも夢見る。長年連れ添った夫婦が最後に夢見るシーンは、陽光の柔らかな暖い空気と穏やかなたゆたう時と、風に包まれて何も語ることもなく、日がな一日過ごせたならば、これ以上の仕合わせはない。

これが至上の一時であり場面である。これを一言でいえば「憩い」である。これが失われた時、大腸憩室になってしまう。全ての人がこの憩いを得られていないわけではない。それなりに安らかな一瞬を味わい生き長らえている。

こうして腸重積を眺めると、その人生の出発点において満たされなければならない心の安らぎは、終生人間の一つのテーマとして、最後まで求め続けられるのである。あぁ〜、何と人は痛ましいのであろう。

(3) 言葉の分析

子供自身は言葉を話せないので、養育者の言葉ということになる。養育者の言葉はその人自身の性格によって作られる。包容力に欠ける親であるために、優しい言葉やいたわりの言葉、ましてや共感的な言葉などは出ない。口をついて出る言葉は、「あれしなさい」「こうすべきだ」「こうしなければならない」などという命令指示と強迫的な言葉が多い。この母の言葉に欠けている最も重要なフレーズは、「そうだね」である。

〈鼠径ヘルニア（脱腸）〉

(1) 鼠径ヘルニア（脱腸）の症状

小児に多い先天性のものと成人後にみられる後天性のものとがある。鼠径部にふくらみができ、鈍痛を覚える。飛び出した腸が元に戻らないために、血流障害が生じ、激しい腹痛や嘔吐を起こす。

(2) 心の分析

【小児の場合】

腸が腹壁の間から外側に飛び出すことをヘルニアという。家を飛び出して家出したいという欲望が現象化したものである。小児の場合、その思いはあるはずもなく、家を出たいと願うのは誰あろう、その家に苦痛を感じ一日も早く逃げ出したいと思っている母に他ならない。子供は母の欲望を生きるもので、家出したい母の欲望を子供は身体で表したのである。

【成人の場合】

その人自身が家出したいのに家を出られない、その抑うつ感が身体化したものである。

(3) 言葉の分析

「こんな家もう嫌だ」「早く家を出たい」「自由になりたい」「楽になりたい」という思いを持ちな

がら、心の中だけで叫び、一度として口にしたことがない。であるがゆえに表面は実に穏やかでいい嫁を演じている場合が多いので、言葉として発せられることはない。

〈クローン病〉

(1) クローン病の症状と原因

原因不明の慢性炎症性疾患である。二十代の若者に多く、発生部位は小腸、大腸に集中しており、腹痛、下痢、発熱、栄養障害に伴う体重減少などが見られる。悪くなったり良くなったりを繰り返しながら経過する。現時点では、完全に治す方法はわかっていない。

(2) 心の分析

消化吸収の障害による体重減少が見られたとしたら、それはアイデンティティの拡散や不一致によるものである。青年期のテーマは、「私は何者か」の問いに対する答え、すなわち自我理想への同一化である。私が私の理想に一致した時、それは食物でいえば、体に栄養として吸収され同一化したことである。

それと同様に自我同一性は、自我理想への同化、すなわち同一化を成すことである。これに成功した時に自我同一性を持った私が何者であるかの答えを手にしたことになる。この問いに答えられない場合、私は何者でもなく闇から闇に葬られる。これがクローン病の症状と一致する。

私が私である同一性がないために、身体との不一致や不整合感で身体の違和感を訴える。すなわち私の体が私のものであるという同一性感覚の障害である。

(3) 言葉の分析

「私は一体何者なのだ」「私は何をしたいのか」「生きているのは何故だろう」という自己への存在論的意味の問いかけを、常に心の中で繰り返している。

自分のしたいことも生きている意味もわからないために、日々空しく途方にくれて暮らしている。闇雲に何かに没頭しそれに必死にすがり、アイデンティティにしようと焦る。その焦りは、空回りとなってますます自分がわからなくなる。人間とは、私が生まれてきた意味を創造していくしかない孤独な存在なのである。この孤独に耐えられない人は、人間をやめるしかない。

〈大腸ポリープ〉

(1) 大腸ポリープの症状と原因

大腸の粘膜上皮の一部が、キノコの形に盛り上がったものである。大きさは数ミリから三センチぐらいまでで、一部は癌化する危険性の高いものもある。

精神分析ではポリープの形状がキノコの形を連想させるところから、それは、後退したペニスと見なされる。

(2) 心の分析

ペニスは、意志と一貫性と男性性の象徴である。それが偉大な親や鬼のような母の許で、自主性も育たず承認、称賛もなくただ押さえつけられた人が、言語化能力に欠ける父の許でペニスを大腸に押し戻して隠したものである。

精神分析では、棒状の物や突起物、膨張していくもの、ポリープのように盛り上がって大きくなっていくものは、全てペニスと見なされる。男性性を去勢されることなく押し潰されてきた男性にできるものである。

女性にできた場合にも、それはペニスを意味することになる。なぜか、それは、以下の三つの理由で了解されている。

①去勢が済んだあと、②押し隠されている、③生えてくる。

この三つの幻想が、ペニスを持った女性という精神分析上の定義である。

これらの女性たちは、いわゆる男勝りな女性といわれる。ひ弱な男や優柔不断な指導力のない腰抜けの男たちに代わって私が「男とは何かを見せてやる」という気概のある女性はペニスを持った女性という。女性実業家や管理職などに就いたキャリアウーマンなどがこれに罹患しやすい。

(3) 言葉の分析

「かな?」「かも?」「でも」「自信がないな」「どうかな?」といった自信のない曖昧な言葉をよく使う。断定的で決定的な言葉は使えない。いわゆる優柔不断で自信がないために言い切りの表現ができないのである。語尾をぼかし、曖昧にし、うやむやにし、なかったことにしてしまう人達である。この種の人達の使う言葉は、他人の受け売りか虚言が多くなる。根拠のないその場しのぎの辻褄合わせのいい加減な、そして無責任な言葉を平気で口にする。

〈大腸癌〉

(1) 大腸癌の症状

血便、便通異常、排便後の残便感、排便時の腹痛などの症状が現れる。腹部のしこりが腫れるようになったり、貧血や全身の倦怠感、体重減少などが生じた時は既に癌である。

(2) 心の分析

日本人ではS状結腸と直腸が最も好発する部位である。精神分析でSといえばS（エス、これから以後Sと表記する）である。このSは、フロイトの三審級による構造論の自我、超自我、そしてSのこのSである。フロイトのいうところのSは、我々人間の心的エネルギーの源泉、昔の心理学でいえば、「本能」のことである。間違ってはいけないが、人間に本能は存在しない。本能は動物のみに定義される。種の保存に寄与する生殖行動について考えてみると、人間は生殖行動のみでその行為をするわけではなく、出産機能がなくなった後までその行為をすることを見れば、人間には生殖行動は＝（イコール）種の保存の本能とはいえない。

人間の性行動には三種類ある。

一．生殖行動（妊娠を意図した行為）
二．性行動（妊娠を意図せずただ合体のみを目指したもの）
三．性愛行為（互いの愛の確認としての行為）

この三種類の性行動から見ても、人間に本能はないことは明らかである。フロイトのいうSは、人間に特有の対象への欲動と定義した。人は物、事、人という対象に対して存在以上の意味を、すなわち機能や現象の事実を超えてそこに特有の意味を付与する能力を持っている。付与したものは、「愛着」と呼ばれる。とするならば、S状結腸の癌になるということは、Sの抑圧に他ならない。すなわち愛着というものの欠如である。

では、そもそも愛着はどのように学習されるのであろうか。精神分析はこう説く。母が私を欲望し世話し可愛がってくれる、その行為を通して私は愛の対象を体験する。愛されている私がここに誕生し、愛する私を母の主体の交換によって愛されるから愛する私へと変貌する。

この主体の交換は、鏡の像を見てその鏡像を私だとして見ている私が、鏡像に見られている私に変貌する、という鏡の体験による。詳しくはジャック・ラカンの鏡像段階論で展開している。詳細はそちらに譲るとして、母の愛を通して我々は愛着を学び、獲得していくのである。S状結腸癌になるとは、この愛する能力を持った母の不在を表す。

(3) 言葉の分析

「たまたま」という言葉をよく使う。たまさかそうしてくれた、ということを指している。そこには必然性も一貫性もなく、ただ偶然だと言っているのである。ここに母の気まぐれと信頼性のなさ、不確実であてにならない母が見えてくる。そんな母が私に優しい言葉や優しいまなざしを向けたとしたら、それは「たまたま」でしかないと思うのが必至である。

《症例》六十五歳、女性、Nさん

優しいまなざしに欠けた母が子供に向けるまなざしは、「一瞥」である。大腸癌になったクライアントNさんの証言であるが、母は高校時代に娘が部屋に居るかどうかふすまを数センチ開け、その所在を確認した途端に閉めてしまうという。このまなざしこそ、「一瞥」である。

ちらっと見る、たまたま見たとしか言いようのない承認されない自分を、存在の軽さと共に自らの存在を葬ってしまいたい衝動に駆られてしまう。その衝動を抑圧しつつ生き延びるしかない。それがS状結腸癌を作る。

Nさんは実は大腸癌に始まり、五回転移を経験し生還した方である。六年で都合四回の手術に、内視鏡治療一回を行っている。

〈Nさんの病状の推移〉

大腸癌を原発としたこの癌は、一年後には肝臓に転移していた。そしてその肝臓部位を摘出し事なきを得たが、さらに一年後、癌はリンパに転移した。この治まらない癌の転移を分析しなければならなくなった。

〈転移〉

分析上その治療において最も重要な概念は、分析者とクライアントの間に起こる「転移」「逆転移」「抵抗」の三つの心的機能である。この三つの心のダイナミズムによって治療は行われ、その効果が生じる。転移の説明をしよう。

人は幼児期の親との心的葛藤を抑圧し自らの欲望を抹殺し、甘えたいのに甘えられないうつうつとした気分で過ごしているのである。表面上、聞き分けの良い子として振る舞っているが、実は内的には抑うつ状態が継続しているのである。この抑圧は、後に分析者との間で抵抗として表れる。そしてもう一つ、甘えられなかったクライアントは、内在化された良い親のイメージを良い分析家の態度に投影し、親の同一視を行う。すなわち良い母のイメージを投影し、分析者を良い母と見なすのである。この見なしを転移という。

分析関係は、信頼（ラポール）作りにそのほとんどの時間を費やす。理解と尊重、受容とその肯定的態度は、クライアントに何でも話せる状況を作る。どんな思いを表現しても拒絶されない安心感が、転移の原動力となる。すなわち分析者に甘えるようになる。その転移をもって、抑圧されていた親への感情は放出される。

Nさんは、まさしくこの親への転移（甘え）を全く経験していなかったのである。親のまなざしは、監視であり、監督であり、指導的であり、教育的である、どこまでも支配的なまなざしだったのである。このまなざしの許では、甘えなど全く許されることもなく、良い子として生き続けたのである。この甘えたいという転移のエネルギーは、五臓六腑を舞台として転移を表し続けたのである。

分析でそのことは言語化し意識化に至ったものの、行為化にまでは及ばず、周囲の人々を振り回す程度の、我が儘という表現に留まった。しかし、母亡き後、姉の許で、姉を代理母として、世話され続ける甘えを味わった。分析者は一年間その環境に浸ることを指示したが、Nさんは十か月で切り上げてしまった。この二か月の不足が、本人が後に述懐したように、後の転移の要因となってしまった。

こうして癌は大腸から肝臓へ、そしてリンパへと転移し、三度目の手術をすることになった。分析のテーマは、転移もさることながら何度も腹を切るこの切腹について分析せざるを得なくなった。

〈腹を切る〉

腹を切るという現象から切るという動詞に注目し、この痛みと行為は言語にするならば、裏切られた歴史を物語ると仮説を立てた。Nさんにこの裏切りという言葉をテーマにして過去の記憶をたどってもらった。その詳細は省略するが、二十近くの裏切りの歴史を語った。身内、会社の社員、友人、知人にわたって、数々の裏切られ体験をしていた。その悔しさや怒り、憎しみを全く相手にぶつけることなく抱えて生きてきたのである。その怒りと罪意識の自裁の行為とわかった。

〈転移から競争〉

裏切りの分析が終わった時に、新たなテーマが浮上した。それは子供時代から羨望の的であったライバルの姉に、一度一矢を報いたいという競争心の自覚をしたことで、姉を凌ぐという新たな分析テーマがそこに提示された。

姉は四歳年上の才色兼備を絵にしたような美人で才媛であった。その姉が家を継ぎ結婚し、子供を四人もうけた。その四人は全て男であった。これを分析的に言えば、ヒステリー性の女性という。女性でありながら、男性のような論理的思考力に、決断力と行動力を持った実に頼れる立派な人なのである。どこをどう立ち向かっても勝てそうにない姉の前では、沈黙するしかなかった。

しかしNさんは、事業家になって経済的な面においては姉をしのぎ、あまつさえ姉の相談に乗るほどまでになっていた。だが、それで彼女は満足できなかった。それは知性と子供を産んでいないという点においては、劣っていることを、認めないわけにはいかなかったからである。

Nさんも結婚したが、産めない体ではなかったにもかかわらず、諸般の事情により産む機会を逸してしまい、子供をもうけることができなかった。出産するという、女性であれば当たり前のことができなかったし、その悔しさ、負い目、そして劣等意識を拭い去ることはできなかった。それゆえに彼女のテーマ、すなわち姉に勝つには、自分も出産体験をするしかなかった。しかし、齢六十を迎えてはそれも不可能であり、姉に負けたまま屈辱のうちに死んでいくことは、彼女にとって絶対に承服し難かった。そこで彼女は、一計を案じ、遂に出産代理体験を見つけた。Nさんは、「お腹を切れ出産するとは「お腹を痛める」という、このフレーズが彼女を救った。

ばいいのだ」すなわち、帝王切開で四人産めばいいのだ、これで姉と肩を並べられると考えた。そしてそれをまさに、腹を痛める＝腹を切るに変換し、四度の手術を実行し、その痛みや苦痛もその都度何の痕跡も残さず、まさに出産した母が痛いことを忘れてしまうように、彼女もそれを忘れて四度の手術を喜びのうちに行った。

なぜこれが、手術が、出産の代理体験と言い切れるのか。それは彼女が四度目の手術を終えた後に見た夢がその証左である。その夢には、ウメモドキが出てきたのである。「梅もどき」は、「うめもどき」→「産め擬き」となる。まさに彼女は四度の手術を乗り越えて、すなわち出産して姉に肩を並べたのである。

〈知性の凌駕〉

Nさんにはもう一つ、乗り越えなければならないテーマがあった。それは、姉の知性を凌ぐことだった。彼女はその知性を人間学、すなわち精神分析の知に求めた。Nさんは私との分析を通して、また理論を学び、姉の羨望の的になろうとした。それは姉も精神分析に興味があり、私の理論を学んでいたことから、目標を分析の知を巡る競争にしたのである。彼女は私の理論を学ぶべく、居を移して私の許で、日夜勉強することになった。それは姉の理想とする生活そのものだったのである。彼女は姉の欲望を先取りして、遂に姉を凌いだ。こうして姉とのライバル競争に、二つながら肩を並べ凌いだことで、姉との長年の闘争に終止符を打った。それは癌の遍歴の、すなわち転移の終焉でもあった。

〈痔〉

(1) 痔の症状

痔には、痔瘻、裂肛、内痔核、外痔核とあるが、ここでは総括して一般的な裂肛について説明する。

いわゆる痔は、肛門やその周辺が膿んだり切れたり、またはうっ血した腫瘍によって、排便の困難や苦痛を伴う唯一同情されない病気である。

(2) 心の分析

肛門の障害は、スムースな排便ができないことによる、括約筋の固さや柔軟性のなさによって、排便の障害が起き、痔核を作ったり膿の溜まりを作ったり、裂傷を作ってしまうのである。要は、排泄のコントロール障害である。

この心は「出さない」すなわち、ケチで出し惜しみをする人である。そして踏ん切りの悪い人である。決断力のない、自己保身的な、自分勝手な、そして小心で優柔不断な人である。中でも決断力が乏しく何事も決められない曖昧な意志の弱い心が、全てを躊躇させる。踏ん切りの悪い排泄行為になるわけである。

この優柔不断さは、出せない心が便秘を作り、どうにでもなれという、やけっぱちな心が下痢を作る。

(3) 言葉の分析

「くそっ」「けちんぼ」「出し惜しみをする」「しぶちん」「ためるのが好き」「我慢しなさい」「早くしなさい」などの言葉が多く、改善策としては、腸は第二の脳といわれることから、便秘の人は掌で腸に円を描きながらこう呼びかけている。「出ましょうね」。出てくるまで、何度でも呼びかけ続ける。

心的には、出し惜しみをせず、出すことの喜びを、特にケチを改め人のために何かをすることの喜びを学ぶことである。

〈ウイルス性肝炎A〜E型〉

(1) ウイルス性肝炎A〜E型の症状と原因

肝炎ウイルスのA型、B型、C型、D型、E型のいずれかの型のウイルスによって感染したものをウイルス性肝炎という。その型によって、A型B型C型D型E型と分かれていく。症状は基本的には、発熱、全身倦怠感、吐き気など風邪のような症状になる。数日から数十日のうちに黄疸が出現する。

型によって症状の違いは存在するが、A型以外はほぼ気付かないうちに自然治癒してしまうものが多い。稀に何年もの潜伏期間を経て肝硬変や肝臓癌に変異するものもある。

(2) 心の分析

感染とは、そのウイルスに関係なく、風邪も肝臓も他者からのウイルスの感染によって引き起こされる。すなわち、私が他者に影響されたということである。

心でいえば、主体性がなく、自我脆弱ゆえに他者の自我に侵入され、ある一部を占拠され言いなりになっていることである。体でいえば、ウイルスが体のある部位に侵入し、そこで症状を形成する。いわば、ウイルスにその部位を乗っ取られたようなものである。そのウイルスに抵抗する力の弱さであり、心でいえば、他者に対して抵抗できない自我の弱さである。ウイルスという体外物質に侵入される抵抗力のなさが、感染症を物語る。

抵抗力の全くない人、つまり自我のない人がウイルス性肝炎に罹患している。それも、気付かず慢性的に二十年も三十年も経ている。この構造は、無意識の機能構造と全く同じである。

自我をしっかりと確立し、他者の言葉に惑わされることのない自我を持った人は、決してインフルエンザに罹らない。

肝臓に感染されるそのわけは、肝という文字は「きも」と読み、「きも」とは物事の肝心な、大切な、不可欠なものを指す。心でいえば、精神の「きも」は主体性である。セルフの「きも」は自我である。その「きも」を使った言葉として「肝が小さい」「肝っ玉」「肝をつぶす」「肝が太い」などがある。

気力、精神力、度量の意味では、「胆」の字も使われる。「肝胆相照らす」とは、まさに心と精神の繋がりと関係を表している。古人はこのことに既に気付いており、人間の精神をこの「肝胆」で表した。

感染するとは、この肝の小ささを言っているに他ならない。精神科学では、それを自我未成熟、自我脆弱性という。あらゆる感染症から我が身を守るのは心の強さである。すなわち、自我の確立そして主体性を持って生きることである。これはあらゆる病気に対して有効であるばかりでなく、健康で仕合わせな人生を生きる基本である。

その意を踏まえて「肝胆相照らす」をもう一度眺めると、心の底まで打ち明け合うほどの仲ということは、心の内奥の位置を語っていることになる。上面の調子の合った単なる意気投合の同調レベルとは一線も二線も画するのである。この言葉は精神分析の理解なくして、出会いようのない友についても語っている。人生最大の仕合わせは、心の奥の一致感を持てる人と出会えることである。「肝が小さい」すなわち、心が小さい、これを心が貧しいという。心の貧しい人に表れる症状がある。「貧血」である。貧血に対して有効なのは、鉄分の補給である。食生活の改善で必ず摂れといわれる物はレバー（肝臓）である。これは肝臓の欠乏を語っていることに他ならない。つまり、「肝が小さい」のである。

(3) 言葉の分析

自我がないために自らの言葉を持たない。意見や考えを求められてもそれに答えることができない。沈黙しかないのである。それは、肝臓が沈黙の臓器であるという仮説と照合される。

沈黙には二種類ある。一つは語るべきことを持たないがゆえに沈黙する。これは思考がないということである。思考は言葉によって論理的に構成したものである。言葉がない限り思考は存在しない。自我を持たない人間は、思考がないのである。もう一つの沈黙は語るべきことがありながら敢えて語らないという意志の下の沈黙である。前者とは全く異質である。

この沈黙は、遠藤周作がその著書『沈黙』において問いかけ展開している。すなわち、神は沈黙である。ジャック・ラカンもそう言っている。美もまた、沈黙である。この意味は「美」すなわち、色彩と形はそれが全てでそこに言葉はない。いわゆる象徴的言語でその絵画や芸術品を言語化しても全く無意味であるから。なぜならば言語化できるものならば、最初から文字にして色や形に表す意味がないからである。それでしか表現できない物を語ることのナンセンスを「美」は語っている。沈黙もまた一つの語らいだったのだ。

ゆえに、この病気の人達は沈黙が全てである。その上で言葉を発していることを知らなければならない。それがどういうことかといえば、意味のない音を口から吐き出しているだけだからである。これを世間では上っ面の会話という。そして心にもないことを言う、という言葉になる。

もう一つ沈黙は存在する。それは無意識である。しかしラカンは「無意識は言語活動のように構造化されている」という。平易にいえば、無意識とはあるフレーズの集合である。文章といってもいい。それを我々は黙読しているのである。実際は無意識の中で発音されているが、意識上言葉となって表れることはない。意識によって抑圧されているからである。フロイトは、この無意識と意識の構造を明らかにし、言い間違いによってその無意識の語らいが、そこに首を出す錯誤行為を発見した。この時、人類史上初めて、無意識に光が当たったのである。

すると、言葉にはならないが、無意識は饒舌であることになる。このフレーズのチャプター（章）をユングはコンプレックスとして理論化した。分析はこのコンプレックスを語らせ、無意識の語らいを黙らせることである。無意識の沈黙こそ我々の心の平安なのである。

〈肝硬変〉

(1) 肝硬変の症状と原因

慢性肝炎が長期化して肝細胞が破壊され、線維化して肝臓が硬くなる病気で血流障害、食道・胃静脈瘤が破裂して消化管出血を起こす。肝細胞が壊死して、黄疸、腹水、むくみ、意識障害などが起こる。

原因は、七、八割がC型肝炎によるとある。このC型は潜伏期間が長く、慢性的状態が二十～三十年ある。潜伏期間が長いがゆえに、わかった時には重症化していることが多い。それが肝硬変と肝臓癌である。

(2) 心の分析

潜伏期間が長ければ長いほど重症化する。この構造は、無意識の中にあるコンプレックス（複合観念）の潜在期間の長さによって、精神症状の重症化も同様である。C型肝炎ウイルスと無意識の中にあるコンプレックスは、鏡像のように照応しているのである。心と体は、互いにその機能と意味は一致しているのである。コンプレックスは無意識の中で沈黙を守り、何十年も潜伏している。

それが顔を出すのは精神症状、肉体症状、行為化のいずれかで表出する。

この沈黙性と潜在性は、まさに沈黙の臓器である肝臓と一致する。心身症の全ての解釈の概念は、この心（意味・言葉）と身体の同一性なのである。

(3) 言葉の分析

「それが肝心だ」「堪忍して」「成らぬ堪忍するが堪忍」「勘弁して」「堪忍袋の緒が切れた」と、怒りを堪えて堪え忍び我慢に我慢を重ねる。我慢強さを真骨頂とし、どこまでもどこまでも怒りを溜め込んでしまう、その挙句の果てが硬直である。心も体も固まってしまって、遂に肝硬変に至る。

〈劇症肝炎〉

(1) 劇症肝炎の症状

黄疸や吐き気などが強くなり、肝機能が急速に低下し、肝不全の症状が現れる。それが進行すると記憶力低下、精神錯乱などの精神障害が出現し、羽ばたき振戦がみられるようになる。さらに進行すると昏睡状態に陥り、多臓器不全を併発し死亡に至る場合がある。

(2) 心の分析

この病は文字が示しているように、劇症すなわち激しい性格を持っていることを表す。この激しさは怒りを中核として、堪忍に堪忍を続け溜め込んだが遂にその臨界点に達し、一気に怒りが噴出した劇症である。この劇は、「激」「虐」と同じ意味であり、気性の激しさからくるものがあることが明らかである。

もう一つの側面は、この劇という文字は、どこかヒステリー者が持っている大袈裟なドラマチックな芝居がかった性格を表す。物事を事実以上に、他者に対してドラマチックに、自己を演出して見せる傾向がある。人生の主役は私だと言わんばかりに、いつも賑やかに派手に振る舞いたい心を抑圧し、じっと耐え忍んできた結果がこの劇症である。怒りを小出しにしている限りにおいては、臨界点に達するまでの怒りの蓄積は避けられるが、生来の我慢強さが、そしてその怒りの沈黙が肝臓に集積されて、一気に劇症肝炎として表出するのである。何と彼らは控えめで地味に生きてきたことか。それはこのドラマ性の、すなわちドラマチックな生き方の抑圧の結果である。

一般的にはアルコール依存症の人達が最終的に辿り着くところである。症状の中に精神錯乱と振戦があるが、これはアルコール中毒者にみられる症状に似ている。常日頃は穏やかな人であるが、酒を飲んだ時に彼らは酒乱になる。精神錯乱状態である。アルコールが切れると手が震え出したり、ふらつく症状を見せる。そして多臓器不全に陥る。あらゆる臓器の機能低下である。

これは分析でいえば、意力の低下である。換言すれば、気力の減退、意志薄弱ということである。そもそも自我に頼って自立的に生きる力を失ったアルコール中毒者は、ただひたすらアルコールの力を借りて、それに全面依存し、生きることを完全放棄したのである。

この無力感は、本来うつ病となって静かに引きこもって消えていく存在である。しかしアルコール中毒者は、酒の力を借りて毎日がお祭り騒ぎ、ドンチャン騒ぎなのである。これは故意に作り出した躁状態だといえる。この点において、先ほどの劇症肝炎の劇症（ドラマチック）と全く符合する。いや、同一と言ってもいい。

どちらにも共通している性格の中心にあるのは、うつである。うつとは、動かない心、まさに動かざること山の如しではなく、動かざること岩の如しというべきである。すなわち石になってしまった。意志薄弱の彼らは、意志を持つ代わりに石になったのである。

(3) 言葉の分析

怒りを抑圧している人は、肝硬変やその他の肝臓の病気に共通して、堪忍を中心としてこの「肝」という言葉を多用するであろう。

「肝に銘じる」「大胆」「魂胆」と、他者の腹を探る傾向があり、他者に対して疑心暗鬼である。

5. 腎臓・尿路

〈急性腎炎〉

(1) 急性腎炎の症状と原因

細菌に感染すると、抗体が作られ抗体に補体という物質が結合して、免疫複合体になる。この免疫複合体が、腎臓の糸球体に沈着して炎症を起こす病気である。尿に血が混じり、目の周りが浮腫む蛋白尿や血圧の上昇も認められる。

治療は、安静と食事療法が主体で、ひたすら安静に努めるしかない。

⑵ 心の分析

原因は、細菌の感染に始まるが、治療法としては安静を保つことが必要とされることから、うつ病に近い状態が見られる。ひたすら寝てしまう無気力なうつ病者の姿と酷似してしまう。

腎臓機能はろ過機能である。その機能の低下は、老廃物を排泄できないことを意味する。この病気の人は、心の中の悪しき感情や悪しき言葉を吐き出せない善人である。

決して人の悪口を言わず、愚痴も言わず、陰口も言わず、ただひたすら明るい善人である。そして頼まれると決して嫌と言えず、引き受けてしまうお人好しである。人を騙すことはなく、他者への配慮を欠くことなく、気遣いの行き届いたとても善い人である。これを一過性ではなく、徹底的にそのペルソナを演じきった時、最終的には腎不全となり人工透析に至る。

私の唯一の友人に、彼とは二十七歳の時に出会いバンドを結成し、時のフォークブームに乗って、青春を共にした友である。彼は二十歳の時に人工透析が始まり、その後亡くなる六十余歳になるまでの四十年間を透析し続けた。週三回一度も欠かすことなく透析をし続けた。今とは違って、当時透析は選ばれたものしか受けられなかった。

第一優先者は、成年男子と子供で、老人と女性は後回しになったと聞いている。彼は、選ばれてその後の人生を生きることになったのである。その思いが何であるかと訊いたことはないが、彼はとても優しく善い人だった。若くして透析に至った事情は遂に訊くことはなかったが、他者への気配りは、とても細やかで配慮に富んでいたことだけは覚えている。そんな彼を見て、善人の権化と思った。

その時の記憶が、腎臓病の分析の基になった。人は悪念、悪口、悪感情といった負の心と思いを言葉にして吐き出している。この言葉は、体でいえば、腎臓機能の正しい働きの結果といえる。ならば、その言葉を吐き出さないということは、腎臓機能の低下や不全ということになる。こうして心と体は、密接に繋がり、体の機能は心のコントロールによって、左右されることを学んだ。

よい人には、三種類ある。

好い人は、人の顔色を窺《うかが》い、うまく立ち回って人に好かれるように振る舞う八方美人である。

良い人は、道徳的な行いをし、正しい人間として社会適応している人、いわゆる、社会ルールやマナーを守る性格的な意味で良い人である。

善い人は、人格的にそして道徳は言うに及ばず、宗教的な善を施せる人である。宗教的とは、人に感謝し万物に感謝し、社会に、人に恩を感じ、報いんとして生きる人である。これはまさに、善行という他はない。宗教の説く人間本来の姿を具現化している。しかしそこには、一個人としてのコンプレックスの陶冶が絶対的条件なのである。人には天使と悪魔が住んでいる。この悪魔とは、無意識に貯蔵されたコンプレックスのことなのである。悪念と悪感情と怒りが複合したものを、コンプレックスという。これはまるで悪霊のように我々を時に支配し、悪魔と化すのである。この恐ろしきエネルギーを解体解消した上での善行でない限り、そこには無理がある。その無理がたたった最終局面が、腎機能の停止である。この天使と悪魔の二面性は、腎臓が左右対称に二つあることが物語っている。

一つは現実意識の腎臓、そしてもう一つは無意識の腎臓、心理学では、右を現実と訳し、左を無意識とする。

(3) 言葉の分析

否定的言葉は使わない。人の悪口、陰口も言わない。人を罵倒したり、もちろん罵詈雑言も吐かない、極めて温厚で優しい言葉遣いをする。

〈腎臓結石・尿管結石〉

(1) 腎臓結石・尿管結石の症状

どちらも激しい鈍い痛みが生じ、冷や汗や吐き気を伴うことがある。体の中にできた、いわゆる石としか言いようのない塊が腎臓内や尿管に、そして膀胱にまでできてしまう。

(2) 心の分析

結石は、いわゆる石である。ゆえに石は意志になる。その人が自分という自我意識を強く持つ時、それは、信念となり意志となる。

しかしそれは、他者に語られることなく、心中ひそかに持ち続けているために外に現れることなく内臓の中でひっそりと佇んでいるのである。ちなみに、胆のうにも有名な胆石というものがある。別名サイレント・ストーン、すなわち「沈黙の石」である。

結石は病気ではなく症状である。石が作られやすい体質というものがあり、特に生命に危険を及ぼすものではない。ただ、膀胱や尿管、尿道にできた場合にその道を塞いで、排尿に障害をもたらすため、それを除去しなければならない手当てをするだけである。決して病気ではない。石が腎臓に留まっている状態では症状が出ないことがある。沈黙である。

女性の場合の結石は、意味は異なる。意志を意味するところもあるが、全く異なる意味を持つ。それは、石はカルシウムの結晶体であることから、実は女性にとっての胎児は糞便の結晶といわれている。女性の無意識の中に体の構造上、直腸と産道があまりにも近接しているために、出産は排便に相当してしまう。大腸も子宮もこれまた近く、結局出産は、排泄になってしまう。ゆえに胎児は、糞便の結晶化したものであるという無意識的イメージを持っている。この石は、産めなくなった女性が（年齢からくるもの）再び何かをきっかけに、出産願望を抱いた時に石を作る。それは産みたい意志の結晶化でもある。

六十五歳を過ぎたある女性が、膀胱に結石ができ、それがいつまでも排泄されないことから、その石が胎児を意味しているとわかった。その時私はその女性に「早く産んでしまいなさいよ」と言った。その日、セラピーの後に病院へ行き、「まだ出ないんです」と医者に訴えたら、医者が「早く産んでしまいなさいよ」と言った。その時、女性は「ハッ！」として分析で言われていた時の言葉を思い出していた。その夜、彼女は見事に出産した。

(3) 言葉の分析

男性の場合、意志を尊重する人、「意志をしっかり持て」「意志が大事だ」「生きんとする意志」等々意志という言葉をよく使う。あとは「固い決意」「頑な」「誇示」「固執」。

女性の場合、体形を基に、お腹周りの膨らみを妊娠何か月で例える。「産みたい」「子供ってかわいいね」、腹がへこむと「出産したの」と言う。

〈頻尿〉

(1) 頻尿の症状

緊張する状況がないのに、度々尿意をもよおし、一時間に二回以上トイレに行く。頻尿の他、残尿感も伴う。

(2) 心の分析

緊張からくる頻尿は、生理的現象として当然のことであり、病理とは捉えない。日常の中で、これといった緊張もないのに度々トイレに行くこの原因は、ストレスとされているが、ストレスだけで頻尿になるメカニズムは説明できない。なぜならば、この頻尿は女性に多く見られる症状である。

男性の場合の頻尿は、緊張という生理的レベルでほとんど説明がつく。その緊張状態が解消されてしまうと、頻尿も消える。しかし女性の場合は、全く状況が異なる。

その状況とは、排尿器官の構造と位置による。尿道の短さから、必然的に失禁しやすく尿意を感じやすい構造である。男性は尿道の構造が長いので失禁や過敏な尿意は生じない。女性はその構造上、刺激を受けやすいために、常に尿意を刺激されているといってよい。

では、心はどれだけ関与しているのであろうか。言えることは、精神の過敏と鈍感である。感受性の強い女性は体の感覚も過敏であり、鈍い人は体の感覚も鈍い。この敏感さと鈍感さの心は、どうしてできたのかというと、精神発達の幼少期にまでもさかのぼることになってしまう。とりあえず今言えることは、身体そのものの敏感さによるものであるということである。体自身が成長し、異性との交流を通して培われた身体の過敏さによるのである。異性をどう受け入れたか、すなわち喜びの内にか、嫌悪の内にか、かつまた憎しみや恨み、恐怖を持ちながら交流したかによるのである。その身体に刻まれた男性イメージに起因するのである。

(3) 言葉の分析

頻尿の女性たちは、我慢の一言に尽きる。常に我慢の日々を送っている。そして抑圧が強く何事にも我慢し、言いたいことも言えない人である。要するに「無駄口をきかない」、女性にしては珍しい無口な女性である。「秘密を漏らす」「口が堅い」「決して漏らさない」といった言葉を使う。秘密厳守の女性に、頻尿が見られる。

〈膀胱炎〉

(1) 膀胱炎の症状と原因

排尿時の尿道の痛みと灼熱感、残尿感が生じる。尿の濁りや血尿もみられる。原因は大腸菌などの細菌が、尿道から膀胱に入り込み炎症を起こすのである。

(2) 心の分析

膀胱炎の原因として、排尿を我慢し過ぎた時などに起こりがちとある。これが全てを物語っている。四十六歳の女性の症例でそれを明らかにしてみよう。

《症例》四十六歳、女性

彼女は四人の子供を持つシングルマザーである。それなりの援助はあるにしても、生活は厳しく我慢を強いられる。彼女の受診は、腰が痛い、そして子供の不登校や子育ての悩みだった。彼女はその苦しい状況の中で誰の助けもなく孤軍奮闘の生き方を貫いてきた気丈夫な女性だった。彼女の口から我慢という言葉は出なかった。なぜならば、彼女にとってそれは当たり前のことであるから。

私から「膀胱炎はどうですか?」と尋ねた。すると「あっ、忘れていました。そうです。膀胱炎なんです。よく患うんです」。私は「あなたは我慢をし続けてきた人ですね」と言ったら、彼女の目から涙が流れた。

主訴は気力がないとか、体がだるい、死にたくなるなどの抑うつ神経症の身体症状を語るのみだった。しかし、その抑うつ感よりもはるかに彼女の心は、我慢し続けてきたその疲労感に覆われていた。体はきっと症状を通して叫んでいる、と私は見た。その症状は膀胱炎でなければならない。それを確かめてみたくて話の途中で「膀胱炎はないか」と訊いたのである。

《症例》四十三歳、女性、Aさん

もう一例、Aさんは四十三歳、五人の子供を持ち、夫の仕事を手伝い家事に仕事に毎日奔走している。

Aさんの主訴は「死にたい」だった。子供はそれぞれに就学してはいるが、真面目に学校へ行っている子は三人で、中学生の男の子は全くの引きこもりだった。母親、主婦、仕事の三役を毎日こま鼠のように体を動かし、家族のために働いていた。その状況を見て私は初診の時「あなたは、こんな問いかけをしていないか。何のために生まれてきたのか」と尋ねてみた。すると「その問いをいつもしています」と言った。この問いは、中二の不登校の息子の言葉と一致する。彼は親に「何のために生まれてきたの？　生きていく意味はあるの？　どうせ死んじゃうのに」と、問いかけている子である。両親、学校の先生、誰一人としてその問いに答えられそうな人はいない。実は、お母さんの問いが、息子に遺伝したものなのである。

Aさんもいきなりこんな心的状況になったわけではなく、きっと夢とロマンにあふれた青春時代を送っていると思った。生きる意味を無意識的であれ感じており、バイタリティーを持って活動的に生きていたはずである。
このエネルギーは結婚後、抑圧されて頻尿となり、そして膀胱炎になった。そもそも抑圧は、我慢の一形態であり、結婚後はさらに仕事と家事と育児のために、自らのことは後回しにし、我慢しなければならない。この抑圧と我慢は、当然高血圧に至り心臓や他の臓器に負担をかけるが、倒れることのできないAさんは、命に別条のない頻尿と膀胱炎を選んだのである。しかし、その放出しきれない抑圧されたエネルギーは生きる喜びを侵食してしまったのである。それが「死にたい」という心境である。

この二人の症例を通してただ一言、自己犠牲という言葉が浮かんでくる。何とこの二人は哀しい人生を生きることになってしまうのか。生きるとは何なのか、と問いかけざるを得ない。命に別条のない膀胱炎は、人の生きることの哀しみの症状だったのである。それが排尿痛の意味であり、頻尿という涙の放出なのである。

《症例》五十二歳、女性、Cさん
五十二歳のCさんの場合は、同じ膀胱炎でも意味が違っていた。前出のAさんは端的にいえば性抑圧からくるその代理的症状といえる。しかし全ての人がそうではない。Cさんの場合は、母性喪失により母の温もりを知らないがゆえに、人肌を求めるという性欲は極めて低く、ただただ日々を我慢で働き続けたために、彼女の叫びは「休みたい」だった。

(3) 言葉の分析

「休みたい」「死にたい」「何事も我慢が勝ち」「忍耐」「耐える」「じっと」「まだまだ」「これくらいのこと」「頑張れ」等々、これらのもとには、忍耐と負けるな、頑張れがある。その根底には「弱音を吐くな」がある。全て我慢のもとには、弱音や泣き言を言えない我慢強さが根底にある。だから彼らは決して愚痴を言わず、涙も流さず、じっと耐え忍んで生きていくのである。

6. 血　液

〈貧血〉

(1) 貧血の症状と原因

貧血には、鉄欠乏性、再生不良性、自己免疫性、溶血性など様々な種類があるが、ここでは一般的な鉄欠乏性貧血を通して見る。その症状は全身倦怠感、息切れ、動悸などの症状が現れる。稀に嚥下困難やのどに異物感を覚えることがある。

貧血は、赤血球の中にあるヘモグロビンの合成に必要な鉄分が欠乏して起こる。ヘモグロビンは、肺で酸素を取り込み、それを体の隅々に届ける働きをしている。鉄分の不足によりヘモグロビンの合成がうまくいかなくなると、各組織への酸素の運搬量が低下し、酸素欠乏状態になる。

(2) 心の分析

貧血がこの酸素欠乏から来るものとするならば、酸素を十分に摂り入れるはずの呼吸の浅さに置き換えられる。言い換えれば、息が細い、すなわち貧しい命といえる。

貧しい命とは、精力的に活動的に生き抜くバイタリティーあふれる命の喜びを感じることのできない衰弱した生といえる。これこそ貧しい人生となる。これを体で表すと、酸素欠乏の貧血となる。文字が示す通り、豊かな人生を失った人である。

これを分析では生の貧困化という。人生は本来健康で楽しく朗らかに、そして豊かに生きてゆくものである。命の喜びを感じつつ、日々を送れることの仕合わせは、何ものにも代え難い。その命の輝きを失った希望のない人生を生きた時、人は貧血となる。

特にこの病気は、女性や子供が罹りやすいといわれている。それはなぜだろうか。自らの命を肯定し、尊べない何らかの訳があるためであると、仮定せざるを得ない。分析的にいえば、自己否定の存在規定があることになる。なぜ女性は自己否定に至ったのであろう。

その訳は、存在の不完全性に起因する。その不完全性とは、ペニスがないことである。男性にはそれがあって、女性の自分にそれがないことが合理的にも、道徳的にも、倫理的にも、全く理解できないからである。否、どの理論をもってしても納得できないからである。

例えば道徳的解釈をしてみると、善人であるがゆえにペニスを与えられ、罪人であるがゆえにそれを切り取られたとするには、罪の証拠を我が内に持っていない女性は、この善人と悪人の前提が了解できなくなる。また、その罪を先祖に求めても確かな証拠はなく、したがって罪人であるという仮定も成立根拠が曖昧になる。

ではそもそもの始まり、すなわち原罪に求めたら、男も女も人間である限り平等に持っているということになるとするならば、男性のペニスはあり得ないことになる。なぜならば、原罪として男も女も同罪であるから。すなわち善人は持ち、罪人は切り取られるという仮定は矛盾する。

しかし現実として、女性にはそれがないのである。悪いことをしたという記憶もないのに、神はなぜ私からそれを奪ったのだと、神に問いかけざるを得ないのが女性である。この不公平に対して怒りと屈辱と劣等感のないまぜになった心が、最終的に自己否定へと至らしめる。自己否定の意味するところは、価値のない自分という結論である。これは心理学的にいえば、自分で自分を愛する自己愛の傷付きということになる。

この世に生まれ出た時から、女性は自己愛の傷付きを刻印されて産声を上げるのである。その声は「なぜに女として生んだ」である。女性であることを受け入れている女性の、何と少ないことか。

私は、セラピーを通して自己愛に包まれた女性クライアントに会ったことがない。自己愛の傷付きは、自己の価値の切り下げを意味し、常にマイナス思考となる。これが心配性の因である。この自己価値観の低下は貧血だけでなく、生きることへの気力の低下を、身体に別な症状で表している。それは低血圧、低体温である。

(3) 言葉の分析

「けち」「家は貧乏だから」「足りない」「ない」「ないないづくし」。言葉の語尾に、「ない」が付く言葉を吐く。「つまらない」「優しくない」「しょうがない」「夢がない」「愛がない」「金がない」などである。

〈白血病〉

(1) 白血病の症状と原因

白血病は大きく分けると急性と慢性とがあり、それぞれに骨髄性、リンパ性などがある。白血病細胞が増加したり、白血病化したリンパ球が増加することで作られる病気である。言い換えると正常な白血球は作られなくなり、異常細胞が癌化して増殖する病気である。

白血球は大きくは、好中球、好酸球、好塩基球、リンパ球、単球の五つに分けられ、このうち好中球、好酸球、好塩基球を顆粒球という。

白血球の働きは、外部からの細菌やウイルスなどの侵入を防ぐことである。ウイルスの防衛を主に担う白血球の成分はリンパ球である。顆粒球は骨髄で産出され、末梢血内の白血球の半分から四分の三程度を占めている。リンパ球は末梢血内の二〇～四〇%、単球は三～六%ほどである。

症状としては、止血作用が働かなくなり大量出血を招く。そこには急性と慢性の症状の違いがある。感染抵抗力の低下と免疫不全によって合併症を引き起こす。

好中球の働きは、生体内に侵入してきた細菌類が起こしている炎症部に集合し、戦い、死んでいく兵士のようなものであり、好中球の死骸が膿である。

(2) 心の分析

顆粒球の三つの名称の中に「好」という文字がある。白血球が象徴された文字としてその主な成分を抽出するならば、この「好」という文字である。これは人間の感情の中心である好き嫌いの「好」の文字に相当する。心理学ではこれに情動を伴ったものを、愛着という。

母子関係において最初に学習する対象関係である。人は、この愛着の心によって世界と親和的に、そして平和に関わるのである。ここから生まれる心は、安心・安全・穏やかである。すなわちノンストレスの心の世界である。生きる上で最も大事な安心と安全の中核である「好き」という文字の異常は、世界を愛することのできない孤立した状況を表すものである。白血球数の変化は、ストレスによって生じる。

白血病という文字を見ると、白い血とある。血は我々にとって命の基であり、それは赤で象徴される。その赤は、太陽にまで至る象徴である。赤は生命を象徴することになる。人間の証拠として赤い血が流れているという表現になる。一方、血も涙もない冷酷で残虐な人間には、赤い血が流れていない。すなわち、白い冷たい血と定義する。冷酷な人は〝冷たい〟という性格表現をする。温もりと正反対の冷たさをイメージするのである。

この温もりは、先述の愛着によってもたらされるものである。母との愛情交流によって、母への、また人への、世界への好ましさは、受容し受容されている交流性をもたらす。世界と私の間に

「好」の文字が相互交流し、血液中に「好」の文字が濃厚に蓄積されていく。これが好中球、好酸球、好塩基球の安定した成分を構成することになる。

逆に、虐待や放任、ネグレクトなどにより、無関心や嫌われた存在として母に見られていた子供は、自らをいらない悪しき存在と見なす。母の温かな感情や優しいまなざしに接することなく、「好」の文字は限りなく減少し、その欠如を補うかのように白血球は限りなく増殖し、血液の全体近くを占めるようになる。ここに理想化された母の独占欲求をみる。これが白血病である。そして、温もりの代わりに冷たさを抱くことになる。

この冷たさは、氷と雪に行き着く。その色は白く透明な存在である。ゆえに冷酷な人間には、赤い血は流れていないというのである。では何色の血が流れているのか。その答えが白い血である。すなわち白血病である。この病に罹患する人は、決して冷酷で冷たい人間ではない。むしろ優しく温情のある、心温かい人である。

(3) 言葉の分析

本人自身は、冷たいわけでも特に思いやりがあるわけでもなく、普通の人である。人間全てそうであるが、気質と呼ばれる人間性の三分の一は胎教において形成される。これは親の性格やパーソナリティによるところが大きい。誕生後の後天的環境と人生の歩み方によって、残り三分の二が決定する。したがって、人間性の三分の二は、後天的といえる。しかし胎教以外の心の形成は、性格と人格とによる。気質と性格は、胎教と家庭環境とで作られる。

白血病に至ってしまう人の問題は、人間性の三分の二を形成する後天的な部分における母子関係と家族関係によるものである。この時代をどんな環境で、言い換えるならばどんな言葉の海の中にいたかによることになる。

そこでこの人達が浴びた言葉は、「正論」「理論」「理性」的な、一言で言えば、理知的な言葉によって指示されてきた人である。この言葉に対しては正論であるがゆえに、あまつさえ理知的であるがゆえに、それを覆す反理論を思考し言い返すことは、未熟な子供にとって、できるものではない。

ゆえに、「温情」や「看過」「猶予」「情状酌量」などという思慮は存在しない。理知的に心は滅多切りに遭う。もしそれを映像化するなら、満身創痍で体中から血が噴き出している様が浮かんでくる。本人にとってその状況は、とても耐えられるものではない。その痛み、不安、緊張を緩和するために、赤い血を白に変えたのである。

7. 内分泌代謝系

生活習慣病

この概念は、日常の生活習慣が発症に及ぼす影響が大きい病気の総称である。具体的には、糖尿病、肥満症、高血圧症、脂質異常症、狭心症、脳卒中、大腸癌、骨粗鬆症などがある。原因は生活因子としての、食事、運動、休養、喫煙、飲酒、ストレスなどが挙げられる。生活スタイルが病気を作るといっているのに等しい。

病気にならないためには、規則正しい生活を送ることである。そして暴飲暴食をせず、ストレスを抱えず、適度な運動をして、仕事と休養のリズムを作り、継続してこの生活を維持することである。現代社会において不可能に近い。世界経済、異常気象、天変地異、世界情勢や国内経済の不安定下において、我々は常にストレス下にあるからである。

国民等しく同じ環境の下に置かれているために、この生活習慣病から免れることはない。その対策として国をあげて、医療費削減と納税者の確保、そして少子化の歯止めをもくろみ行っているが、その効果はいかがなものであろうか。いかにすれば健康的な生活を送ることができるのだろうか。それは、自己を律することである。すなわち自己を確立し、自律する。それには、他者に依存する自分を捨てて、自己管理に努める強い意志を持つことである。

〈糖尿病〉

(1) 糖尿病の症状と原因

インスリンの低下により血液中のブドウ糖が細胞で利用されないため、血液中の濃度が上がり、尿に糖が混じる。自覚症状は表れないが、病状の進行と共に喉の渇き、多尿、倦怠感、体重減少などが見られる。これに喫煙などの危険因子が加わると、動脈硬化や脳梗塞、心筋梗塞などの血管の合併症を引き起こす。

糖尿病は、ブドウ糖、つまり人間の体のエネルギーの垂れ流し状態を示している。インスリンは膵臓のランゲルハンス島という組織で作られているが、この分泌が低下したり十分な働きができないために生じた病気である。

(2) 心の分析

体のエネルギーがブドウ糖ならば、精神のエネルギーは、喜び、楽しみ、そしてやる気である。気力が充実して目標に向かっていく意力を、心的エネルギーという。この心の法則と、糖尿病を照らし合わせるならば、体はそのエネルギーを何か意味ある対象に向かって燃焼したいと、動機と協力して放出する。しかし、その対象が見つからない場合、そのエネルギーは余剰となってしまう。

余剰にして適切に使えないこのエネルギーは、目的のない心的エネルギーの流出となる。心的エネルギーとは、燃焼させる何かが作用すると目的に向かうやる気となる。それはブドウ糖の分解にインスリンが必要なように、心のエネルギーを燃やすために、何らかの心のホルモンの作用が必要になる。それは、情熱である。この情熱こそが、目的に向かって強力な推進力となる心的エネルギーを作り出すのである。

糖尿病になる人は、この生きていく目的と目標を持たず、ただ漫然と日々を生きることだけに、その心的エネルギーを浪費しているのである。この浪費は、精神分析の構造論でいえば、使い道のないエネルギーを抑圧によってエネルギーゼロにしている状態を指す。この心的エネルギーの抑圧をうつ病という。

この構造からいえば、うつ病は治療可能となる。この抑圧を解き、目標を設定し情熱を傾けることができるならば、うつ病は改善できるのである。このうつ病の精神構造と糖尿病のエネルギーの垂れ流しの関係を心身症概念では、本来うつ病が前景を成すべきはずが、糖尿病がそれを覆い隠すかのようにとって代わって前景を成し、うつ病をその背景に押しやっている、と考える。この構造を仮面うつ病と名付けた。すなわち、うつ病が糖尿病の仮面をつけたということである。この構造は高血圧、胃潰瘍それに椎間板ヘルニア、高脂血症なども含まれる。これら全て仮面うつ病である。

この抑圧された心的エネルギーは、どこへ向かうのか。どこにも使われずにその行き場を失ったエネルギーは、どこへ向かうのか。それは人間が根本的に必要としている自己保存欲動の破壊に向かうのである。それは食欲、睡眠欲、排泄欲である。この三つが障害を受ける。すなわち食欲減退、睡眠障害、排泄障害（下痢と便秘）である。この三つの障害は、生きていく上での最低限の快適さの障害を来す。この障害は全身の倦怠感、だるさと重さに押し潰されていき、果ては生きる気力すら失わせる。

うつ病の定義は無気力、無感動、無関心である。この三つは合成されて、無力感となる。何もできない自分、何もしたくない自分、全てから見放された自分、この世に生きていてはいけない自分という心を作ってしまう。心的エネルギーが自分の心と体を活かす方向に使われず、垂れ流しのブドウ糖のように、否、それ以上に最悪な破壊に使われてしまうのである。一言でいえば、糖尿病もうつ病も、活かされなかった心のエネルギーの墓場である。

この人達に心が晴れることはない。言い換えれば、光のない世界を生きる人達である。ゆえに、うつ病者にライトを当てて活性化するという治療がある。北欧や北緯の高い地域では日照時間が少ないために、うつ病者が多いといわれる。それがために光線療法が一般的に行われている。ゆえに、うつ病になると皮膚がくすむ。その改善に美顔器で二種類の色のLED光を当てるというものがある。皮膚自我ということが、ここで証明されている。肌が輝いている人は、心が輝いているということなのである。ならば心が先か、皮膚が先か、言わずもがな、心に決まっている。ちなみに、くすむとは、辞書にこうある。「黒ずんで渋くなる。また、艶を失って冴えなくなる」。

輝くとは元気になるということである。元気とは、なるのではなく、出すものである。そしてこの元気は、元の気に戻るではなく、元の気を放出することである。ゆえに、この気という字は、気ではなく「氣」と書かなければならない。「気」では、気を〆てしまうからである。米の文字を使うのは、中心から四方八方に放出することを表しているから、この「氣」を使う。だから元気とは気を放出することなのである。元気がないというのは、まさにこの字の通りに心的エネルギーを閉ざしてしまっているということになるのである。

したがって、糖尿病ではその背景にあるうつ病を見逃してはならない。

(3) 言葉の分析

「結構です」「いりません」「間に合っています」「やる気がない」「気力が出ない」「つまんない」「ともかく眠い」「だるい」「しんどい」、最後に「あ〜死にたい」「楽になりたい」「お先真っ暗だ」といった暗く希望のない言葉を吐いてしまう。

〈甲状腺機能亢進症（バセドウ病）〉

⑴ 甲状腺機能亢進症（バセドウ病）の症状と原因

甲状腺ホルモンが過剰に分泌される状態が甲状腺機能亢進症で、この症状を起こす代表的な病気がバセドウ病である。甲状腺が腫れて大きくなり頻脈、動悸、眼球突出などの症状が現れる。食欲があっても痩せていきイライラし暑がりになる。

⑵ 心の分析

この病気は甲状腺ホルモンを過剰に分泌する。甲状腺ホルモンは代謝を亢進させるホルモンである。代謝とは新陳代謝のことで、古いものが次々と新しいものに入れ替わることである。細胞レベルの代謝とは、古い細胞が死に新しい細胞が作り出される。この交代の活性化が人間の生命の活力となる。その入れ替わりの機能促進が、甲状腺ホルモンである。これが亢進してしまうと、体が必要以上に活発になり過ぎて先述の症状が現れる。

通常の心拍数を超え、元気になり過ぎて心臓が働き過ぎる、これが頻脈である。体重減少は食欲が亢進してもその栄養過多を代謝に変えられないために、かえってそれを摂取できずに、糖尿病のようにエネルギーの垂れ流しになってしまう。古い細胞が死に、それに取って代わって新しい細胞に生まれ変わり、人間の体は常にこれによって成長し続けていく。すなわち、甲状腺は人間の成長に不可欠な機能の部位なのである。それは成長ホルモンといっていい。

さて、心に目を転ずれば、心の成長とは何かと問いかけたくなる。

人が成長するとは、古い自分が死んで新しい自分が生まれることである。常にその先の自分に向かって自らの精神を向上させていくことに他ならない。人間を成長させるのは、この甲状腺ホルモンである。抑圧されたがためにその向上心が十全に発揮されない環境の下に自我があったとしたならば、向上したいのに向上してはいけないと言われているのに等しい。甲状腺の部位を使って向上せんと叫びたいのである。すなわち、向上したいのに向上させてもらえないために甲状腺ホルモン異常を来すのである。その環境下の抑圧にもめげず自らを成長させたいという自己は、向上できない苛立ちと怒りを甲状腺ホルモン異常で訴えているのである。

向上心を失って諦めている人は、甲状腺ホルモンが低下する。これが甲状腺機能低下症である。これはホルモン不足のために全てが不活発になる。まるでうつ病の無気力症のように、死と生の繰り返しによる再生が不活発になり気力を失っている状態を、甲状腺で示したものである。上を目指す心こそ、人間の文明を進歩させ発展させてきたのである。良くも悪くもこの文明の進歩は、全てこの甲状腺ホルモンによるといわなければならない。人間の体にこの成長ホルモンがあればこそ、人類は進化したのである。同様に精神もまた、神を目指して上へ上へと向上しようとしている。誰もこの意志を阻害したり、妨害してはいけないのである。

しかし社会は全て法と掟、規則によって人をがんじがらめにしている。向上なんてもっての外、そのままでいろと言わんばかりに、社会は人間の本来の自由を奪っている。これからはますます甲状腺ホルモン異常は増えるであろう。特に、文化、道徳、倫理、宗教によって女性が最もそれを直接的に被ってしまう。ゆえに女性が罹りやすい病気といえる。

(3) 言葉の分析

「もっともっと」「まだまだ」「充分」「上には上がある」「前へ前へ」これらの言葉を呑み込んで、発することのできない沈黙の内に秘められている。表に出てくる言葉は抑圧された言語に換わって、その向上性は知りたがり、よくいえば知的探求や他者への覗き趣味的好奇心に置き換えられ、他人の身上調査を無意識に尋ねる言葉が多くなる。初対面で会ったばかりで引っ越してきた人の挨拶の折に、出身はどこ？　どこの学校を卒業された？　お勤めの会社は？　役職は？　等々を聞いてしまう。これが抑圧された向上心の表れである。

これは知る対象を取り違えたのである。他者の情報を知ることとは、未知を既知にすることである。学問の知的探求心も未知を既知に変えていくことである。その構造においては同一であるが、その対象は情報と科学の真理の差である。

それにしてもその覗き趣味的探求心は、いくばくかの知的欲求を満たさんがために、あちこちのカルチャースクールを受講する。これは決して暇つぶしではなく、本人大真面目で知的探求をしていると、否、知の蓄積をしていると、心は満足感に満たされている。その実、その知は全く定着せず、結局空っぽのままである。思考するということを持たない勉強は、身につかないからである。

我々が記憶できるのは、意味と論理の反復において、それを体系的に配列できた時のみ、その記憶は定着する。これを記憶のネットワークという。パソコンでいえば、これが電子回路である。

〈肥満症〉

(1) 肥満症とは

肥満の判定は、ＢＭＩ〈体重（kg）／身長（m）×身長（m）〉によって行われ、この値が二五以上を肥満という。肥満の状態にあって合併症を起こし、医学的に体重を減らす必要があると判定される場合を、肥満症と呼んでいる。肥満に起因する健康障害には、Ⅱ型糖尿病、高血圧、高尿酸血症、脂質異常症、狭心症などの心疾患、睡眠時無呼吸症候群などがある。

(2) 心の分析

太り過ぎるということは、食べ過ぎと運動不足が原因である。ものぐさで食いしん坊の姿が肥満である。であるならば、この二つを分析すればいい。

ものぐさ

ものぐさとは、面倒臭がり屋である。出てくる言葉は、「面倒臭い」である。この口癖は、行動力ややる気を根こそぎ崩し、なきものにしてしまう。我々が何か行動を起こす時には、必ず目的と動機が存在する。一つのことを成すための目的は、意味とその人の価値観、定義、哲学、生き方、アイデンティティによって決まるものである。

それには、自らにそれらを問いかけるのである。そしてそれに答える自我を作らなければならない。すなわち、何のためにそれを目的として何をすればいいのか、論理的に計画的に見通しをつける思考が求められる。かなりの心的エネルギーを要する作業である。この作業量の多さを目の前にして、彼ら（肥満者）は、面倒臭いというのである。

この一つ一つの問いに答えながら、論理的に緻密に矛盾なく積み上げていく思考作業こそ、目的設定と明確な動きを形成するものである。人間が行動を起こすということは、一大事業を起業するのに等しい。ゆえに人はものぐさになるのである。

「どうでもいいじゃないか」と言って目の前にあるお菓子に手を伸ばし、際限なく苦しくなるまで食べ続ける、この無限ともいえる反復の行いは、空虚な心を埋める空虚な作業である。残ったのは、体についた脂肪だけである。知の代わりに脂肪が定着したのである。肥満解消は思考力を高め、論理的に考えることに繋がる。そして自らの欲望に気付き、目的を決め、それを具体的に計画することにおいて、正常な食欲は養われ、空虚な作業は解消されていく。

食いしん坊

食欲旺盛ということである。そもそも食欲とは何か。それは生命維持保存欲動の表れであるが、本能が壊れてしまった人間には過食、拒食の摂食障害というものが生じてきた（本来、動物界にはない）。動物界の本能においては、食欲は発情期と同様にバランスよくコントロールされている。ゆえに肥満のチーターはいない。太り過ぎるとチーターは時速百二十キロを出すことができないからである。スピード低下は、獲物の獲得を危うくする。それは死活問題であるから、必要以上に彼らは獲物を食べることがない。

しかし人間は、胃袋の容量とは関係なく「食べたい」という、意志にも似た、否、覚悟、決意というべきかもしれない欲求を持つに至った。食べ放題で見せるあの貪欲な食欲は、生命維持をはるかに超えた過剰なものである。

性欲も発情期がなく、人間は三六五日発情している。そして睡眠にすら障害があり、過眠症という過剰なものもある。唯一排泄は自然に行われていると思いきや、便秘と下痢によって、これも制御を失い病を作る。

三大欲求は、こうして全て障害を受けている。これをもって人間は「本能が壊れた動物である」と定義せざるを得ない。食欲は本能を超えて過剰になったり、死をも辞さない拒食症もある。この両極性は何を物語っているのであろうか。


〈過食のメカニズム〉


精神分析では、食＝母、という公式がある。

我々が生まれて初めて口にする食は、母乳だからである。食の起源を辿れば母乳に行き着く。我々は母から出る母乳を自らの体内に摂り入れて、母と同化することから命を始めている。いわば、母の命を我が身に摂り込み生かされて生きていくことを学ぶ。それが授乳体験であり、後の食体験の基礎となり食生活を決定する。

もし母乳に不足があったなら、飢餓が解消されず満腹を体験することなく、「もっともっと」だけをそこから学んでしまう。これは食いしん坊の過食のメカニズムの基点となる。ゆえに、永遠に食において満腹になることはない。それは授乳時代に欠如として刻印されてしまっているからである、胃袋に。

消化器系でも述べたが、味覚がわかるのは離乳から固形物の食を摂り、徐々に五味を少しずつ濃くして味覚を舌に学習させる。その結果がその人の味覚を作る。そして人間が好む物は、苦みより甘味、辛さより甘味として、人は甘い物を好むようになる。これは後の母への心的甘えの等価物となる。精神の発達により甘い物から甘えに、辛い物から自立へと発展していく。この知覚から心的世界の移行を成長という。

もう一つの観点として、この心の甘えが満たされなかった場合、食で甘い物を摂取するという行動をとることがある。成長とは逆の退行という現象である。これがもう一つの過食のメカニズムである。精神療法において、この心的甘えを満たすことによって過食を解消している。

〈拒食のメカニズム〉

拒食は、食＝母の公式からいえば、母を拒絶していることになる。これは子供にとって都合の悪い受け入れ難い母であることを、食行動において示していることになる。この受け入れ難い母とは、子供にとって一言でいえば、鬼の母である。鬼の母とはともかく怖い。子供の言う通りに動くことはない。むしろ全く母の思い通りに操作され、一つでも母の思惑を外すことになれば逆鱗に触れ、烈火のごとく怒る母である。そんな母を子供は受け入れるであろうか。

これは確かに誇張した表現ではあるが、六歳の少女がノートの走り書きに「ママは鬼のおばあちゃんから生まれた」と形容していた。既に子供には鬼の認識があったのである。ちなみにこの少女は肥満である。その走り書きには鬼のおばあちゃんの絵を描いて、それに大きな×印を書いていた。これは鬼の母の否定を意味する。精神の科学でいえば、鬼の母の主体を抹殺して、理想的な優しい観音様のような母をイメージし、それを内在化させていることを意味する。なぜならば、理想的な母＝理想的な食事、これを飢餓状態の、優しい母が欠如した胃袋に摂り入れているからである。しかし、その理想的食をどんなに摂り入れても、優しい母は一向に現実界に姿を現さず、その母の不在を食によって無限に反復し続ける食行動、これも肥満のメカニズムの一つである。

拒食から始まった防衛的行為がこれである。拒食だけでしか表現しない文字通りの拒食症は、鬼の母を抹殺できず、打ち消すことも、消滅することもできずにいることを表す。なぜ防衛できないのか。それは二つ考えられる。その子自身の防衛システムの未熟と不全によって、理想的母をイメージできないからである。いわば、知性の問題がある。

知性の高い母親のもとでは、防衛機制を学びこの種の肥満となる。しかし、母があまりにも感情的で一貫性がなく、気分屋でとりとめのない精神構造の場合、拒食になるしかない。なぜならば母を言葉で規定できない限り、それを否定することができないからである。すなわち、鬼の母という規定ができなかったからである。

このことから摂食障害は、双極性の構造を持つことがわかる。過食も拒食も、コインの裏表ということになる。

(3) 言葉の分析

「面倒臭い」「意味がない」「だるい」、好き嫌いがハッキリしているため、偏食したり同じ物を食べ続ける。心の狭さから好き嫌いの多用なヴァリエーションが生まれる。

〈痛風〉

(1) 痛風の症状と原因

痛風は、足の親指のつけ根が赤く腫れ上がり、刺すような痛みを覚える関節炎を起こす。最初の発作は十日ほどで治まるが、放置すると再発し慢性化する。また、耳や関節にしこりができたり、尿路結石や腎機能障害などの合併症も起こすことがある。

腎臓で濾過され排出されるはずの尿酸が、血液中に増えてしまい、尿酸濃度が上がった状態を高尿酸血症という。この状態が長く続くと尿酸が結晶化し、関節などに溜まることで引き起こされる症状を痛風と呼んでいる。

(2) 心の分析

痛風になる人は、大人しい人である。あまり自分を出さない、目立たない、穏やかな人を演じている。それを物語るのは、この痛風という文字である。痛みが風のように去っていく。何事もなかったかのようにことをやり過ごす。これは、言いたいことを言わず、大人しく過ぎ去るのを待つ。

風が吹き抜けていけば、後は何事もなかったかのように穏やかな天候となる。そんなやり過ごし人生を送ろうと目論んでいる人が、その抑圧の限界にきた時に、痛風が叫び出すのである。痛い、言いたい、でも言えない、これが痛風の叫びである。

(3) 言葉の分析

痛風の人は大人しく真面目である。この真面目とは、自己の内的言語に忠実で、周囲の状況や配慮に欠けマイペースであるため、人の言うことを聞かない。そのためにその言葉は、遠慮しているようでありながら場をわきまえないものになることがある。厚かましく、非常識な事を言ってしまうことがある。しかし悪意がないために、日頃の真面目さから周囲に寛容的に受け入れられて、それとなく許されてしまう。

そのために自分の言葉についての反省がない。優しそうな顔して割とずれた発言もする。これと言った口癖はないが、マイペースな発言をする人である。

8. アレルギー

アレルギー

アレルギーは、免疫異常からくる過敏性反応をいう。代表的なものに花粉症や気管支喘息、アトピー性皮膚炎などがある。

アレルゲンが食物の場合は食物アレルギーといい、薬物の場合を薬物アレルギーという。それ以外の日光や寒冷刺激によって起こるじん麻疹や、激しい運動後に起こる気管支喘息などは、物理アレルギーという。この他にも口腔アレルギーや、最も一般的で多くの人が悩み苦しんでいる花粉症がある。

免疫とは、人間の体内に侵入してきたウイルスや細菌などの異物を排除し防衛する機能をいう。この機能が働く限り我々が病気に罹ることはない。免疫機能は、人間にとって生き延びるための最重要機能なのである。

免疫のメカニズムは、ウイルスなどの異物を「他者（非自己）」と認識し、それを攻撃し排除する形で成立している。この非自己という表現は精神科学の心理学的メタ言語なのである。この免疫システムで精神の構造の排除というシステムを説明するならばこうなる。

「人間には意識と無意識がある。無意識とは簡単にいえば、それが私でありながら私と見なさず、一人の他者として抑圧という機能を使い、意識の外に排除した一群の言葉の溜まり場である。その言葉は体でいえば、他者と見なしたウイルス一つ一つである。無意識がいくつもあるようにウイルスも何種類も存在する。防衛しなければならない無意識とは、自己にとって全く受け入れ難い悲惨な経験をした自我のことである。それを知ることは、意識（自己）にとって苦痛でしかない。ゆえにそれをないことにしたり（否認）、蓋をする（抑圧）、意識の外に放り出す（排除）などの心的規制により自己の傷付きから防衛しているのである」。

このように精神の科学と病理学的説明は見事に符合する。病気の場合、アレルギーを起こすウイルスは、外からやってくる。これを精神の科学でいえば、排除した物の現実的回帰という。元々自分だったものを他者として放り出したものであるから、外から入ってくるというのは当然である。これを侵入と病理学ではいっている。精神の科学でいうならば、トラウマを持った人がフラッシュバックによって、その恐怖の場面を見せられてしまう心的働きを侵入という。痛い訳でもないのに、勝手にその場面が意識の流れの中にスッと挿入されてしまう。この心的現象をフラッシュバックといい、侵入されたということになる。

アレルギーを起こすウイルスが体内に侵入した時点で、それをどうして非自己と識別するのかは血液中のリンパ球である。このリンパ球に相当するのは、精神の科学でいえば侵入者であるアレルゲン（抗体）を、非自己と見なせる自己のことである。

つまり、既に自己が確立しているということが前提である。この自己を作るのは、自我の確立の基点である反抗によってである。精神の発達の途上で起きるこのことを反抗期と呼んでいる。他者（非自己）の支配から自ら（自己）を守るために反抗し、防御して自我を育てつつ確立しようという時期である。ちなみにそれは、第一次が二歳半〜四歳、そして第二次は七〜十歳、そして第三次が思春期で十五〜十八歳までの三期ある。それ以降の反抗は、自立という。そしてこの自立とは、三つの独立を指す。

①空間的独立、②経済的独立、③心理的独立である。

これを成し遂げた時、人は免疫機能を正常に組織化し得たということである。

ここでいう独立は、分離と言い換えてもいい。それまで依存していた親へのそれは、住まい、お金、そして心理的依存である。その三つからの分離と独立が自己の確立を表す。自己の確立とは自己規定の確定である。これは私が私であると言い切れる私を持ったことである。この私のことを自己同一性という、いわゆるアイデンティティである。自己は社会の承認をもって、そして自己規定との一致をもって真のアイデンティティとなる。社会の承認と自己規定の一致は、まるで抗原と抗体の免疫機制ができたことを証明するかのようだ。

私が私である限り、アレルギー、免疫異常は起きないことになる。翻って見るならば、私が私であると言える根拠を、人はどこに求めているのであろう。実は、その根拠はどこにも見出すことはできないのである。もしできるとするならば、あの有名な神の言葉「汝為すべし」は、聞こえてこないはずである。人間は、自己規定に、中立、公平、正しさという三つの観点において、全く自己ではない非自己のまなざしを必要としているのである。自己の外にそれを求めた時、それは神以外なせる業ではない。

この理論を突き詰めると、神は我内に在りと見出せた時、人は無神論者になる。なぜならば、私が神であると言えるからである。すなわち神を論じる必要がなくなったからである。私は私の内なる神と対話し続けていけばいいのだから。神が非自己から自己に変わった瞬間である。神が外からやってくる限り、その神は抗原になってしまう。すなわち我々に害をもたらす「罰」「裁く」神になってしまう。ゆえに神に合わせることは、ウイルスに対する自己を抗体にすることである。すなわち神に絶対服従することである。

神がウイルスであるはずがない。否、神はウイルスに形を変えて、人間の精神の発達の実験として認め、この世を創ったのであるといえる。すなわち、人はウイルスを自らが排除した自分自身であると、その全てを受け入れる心を持つことができるかどうかということを、アレルギー反応のシステムで、人間への試練として与えたのである。換言すれば、人は人になれるのかということである。

〈アナフィラキシーショック〉

症状と分類

原因物質が体内に取り込まれてから数分〜一時間ほどで顔面蒼白になり、口や手足のしびれ、じんま疹、呼吸困難、嘔吐、めまいなどが現れる。重症の場合は血圧低下のショック状態に陥り、命の危険が生じる危険なものである。

それは、抗菌薬、血液製剤、造影剤などの薬物や、特定の食物、蜂の毒などで起こる。

〈膠原病〉

(1) **膠原病の症状と原因**

皮膚や関節、筋肉等の結合組織の炎症などによって全身組織に障害が生じる病気の総称である。別名自己免疫疾患とも呼ばれる。免疫機能の異常により、自分の組織を異物と認識して攻撃してしまうことがあり(自己免疫反応)、これが炎症や組織の損傷を引き起こす。症状としては、発熱、だるさなどの全身症状、障害される臓器の特有症状、関節や筋肉が痛む局所症状がある。

ここで関節部位に現れた痛みの症状を主とすれば、それを「関節リウマチ」という。皮膚や血管、内臓の結合組織、細胞が障害を受けるそれを「全身性エリテマトーデス」という。そして、それらを含めて免疫異常から起こるものを総称して「膠原病」とここでは分類する。

(2) 心の分析

心を分析する際は、三つに分けて考えること、それは現実界（real world=R）、想像界（imaginary world=I）、象徴界（symbolic world=S）である。

R.（現実界）関節リウマチ

精神の科学では、リウマチを「母への憎しみ」と翻訳する。この症状が現れる関節は指に多い。指の関節が曲がらなくなり腫れ上がって硬直化してしまう。この指の象徴は、「持つ」と「握る」である。病理の多くのクライアントは、母との関係をスキンシップもさることながら、手を握るという行為に母の優しさと愛の根拠を置く。握ってもらった人は愛されたと思い、手を払われた人は嫌われたと受け取る。後にこの手は物をつかみ、持つということで欲望を象徴するようになる。幼少期の母への愛はこの hand in hand（手を握る）で象徴されるのである。

これは、手と手の、皮膚と皮膚の、母と私の直接的接触であって、決して間接的ではない。ゆえにその皮膚に母の愛が刻印されていない場合、私を見捨てた母への怒りと憎しみが、年を経るごとにその関節に蓄積されていき、遂には硬直化して関節リウマチとなる。

Ⅰ．（想像界）全身性エリテマトーデス

この原因は結合組織に障害を生じる。結合組織とは臓器などを形作っている線維性の組織である。この組織が切断されたり炎症を起こしたりして起きる障害が全身に及ぶものをいう。この組織破壊と切断はこれまた、母との繋がりを切断されたことを意味する。

人間は元々、個人個人であり、独立した孤独な存在である。ゆえに幼い時は寄る辺なく、人を頼らずには生きていけない依存的で寂しい存在であり、成人しては、それぞれ価値観や主義主張も異なり、共感できる人間はほぼ皆無に近く、孤独な存在となる。ゆえに人は人と繋がりたいのである。人と人とのこれを絆、もしくは結び付きという。この結び付きを切断された孤立した自己の叫びが、この全身性エリテマトーデスの痛みの症状である。

人と人との繋《つな》がりを体験していない寂しい女性が、妊娠し出産した後にこの病気に罹患する。妊娠中一体化していた胎児との分離体験（出産してへその緒を切断）は、自らの母との結び付きを切断された自己自身の無意識の顕現との出会いなのである。今、まさに、目の前にいる出産した赤子に、母に見捨てられた自分自身を見てしまうのである。これが発病の契機となる。

これは見捨てられた自分を細胞レベルで、いわゆる身体化した場合であり、もう一つは精神の領域にこれを症状化した場合、出産うつ病となる。これらを膠原病のトポロジーとして図式化すれば図Aのようになる。

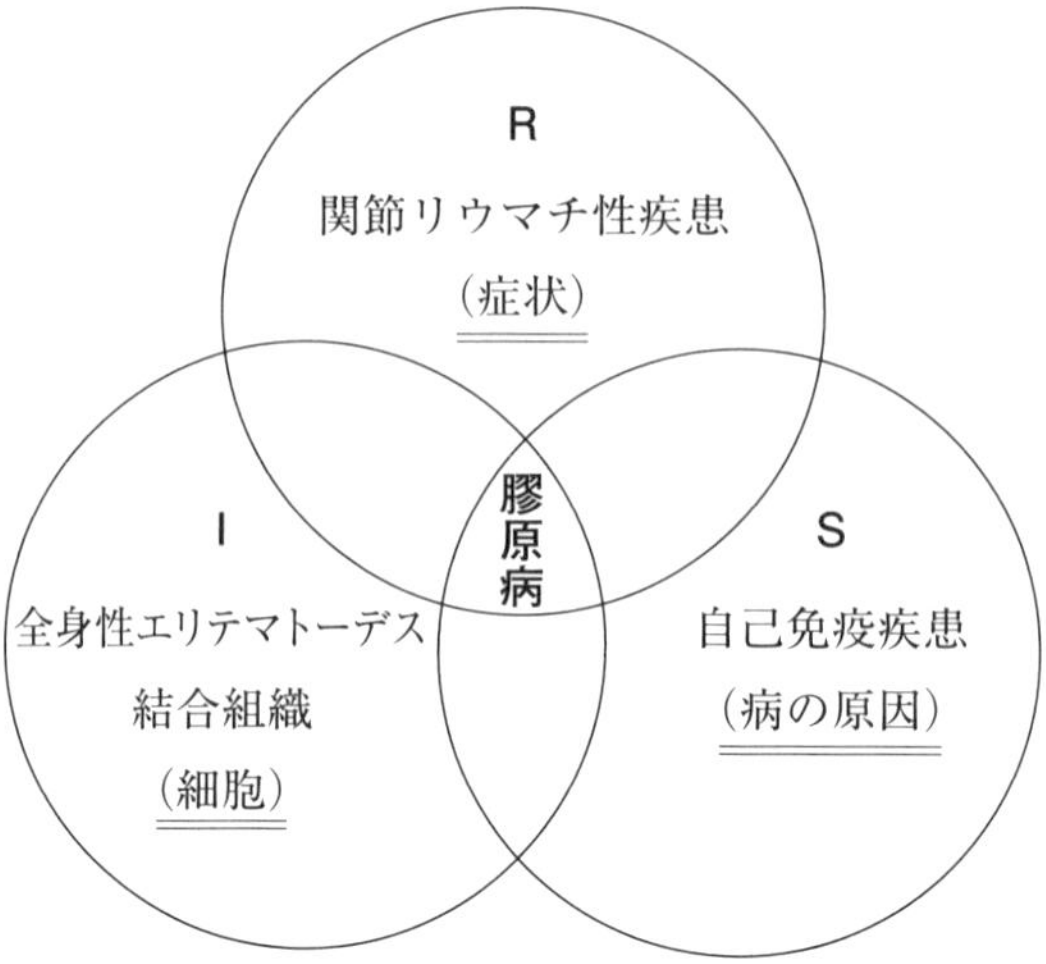

図A：膠原病のトポロジー

S'（象徴界）膠原病

膠原病は自己免疫疾患と呼ばれるように、抗体の形成に不全があるということである。それに自己抗体による免疫異常もこれに含まれる。いずれにしても抗原に対してそれを無力化する抗体の免疫疾患であることには、変わりはない。ウイルスに対抗する自己抗体を形成する免疫のメカニズム異常とは、それを非自己と見なせないこと。正常とはその非自己に対してそれを受け入れて、なおかつその非自己を自己として一〇〇%認知することである。

この非自己の受容性の正常な作動は、およそとか曖昧とかの蓋然性では成立しない。非自己（ウイルス）を自己として受け入れるとは、それが自己によって排除された自己に対立する物であることを認識しなければならない。この作用をフロイトとラカンは、排除と呼んだ。

非自己は、かつて自己の裡にあった或る一つの自我であった。しかしそれは、自己が規定する自己自身の価値、負の感情、脅威をもたらす悪と規定された自我だった。ゆえにそれは、自己から排除されなければならなかった。しかし、非自己は元あった場所に回帰するのである。なぜならば、それは私の一部であったから。

意味として、言葉として、象徴界に回帰するはずが、象徴的排除を再びされ、戻る場所が身体になってしまった。これが膠原病である。トポロジーでいえば、本来象徴的自己規定の言語として受け入れられるはずだった。しかしその言語化は精神分析以外あり得ないので、一般的には現実界に、すなわち身体に回帰してしまう。この時点で仮に分析をするならば、否、実際の症例として罹患してから、この心の分析をした例でいえば、回復の速さは医者が目を見張るほどのものであった。

この回復力の源は、回帰した非自己を言語化し象徴界に定位させたからである。すなわち身体に刻まれた文字の意味を、言語化することで、体と記号に分けたことである。これを分析では、意味(症状)を抜いたという。

《ある家族の逸話》

六十五歳の夫婦の息子夫婦と孫が月一回、食事会をした時の話である。

食事が始まると程なくして二歳半の孫娘が、テーブルに座ったまま両手を出して隣に座っている親と祖母に手を握れという。そして全員が手を握って一つの輪になることを促す。言われるがままにそれをした祖母が「なぜあんなことをするのでしょう」という質問をしてきた。食事中テーブルを囲んで親子孫五人が手を繋ぐという、この儀式めいた孫娘の心の内にあるのは何であろうか。わ

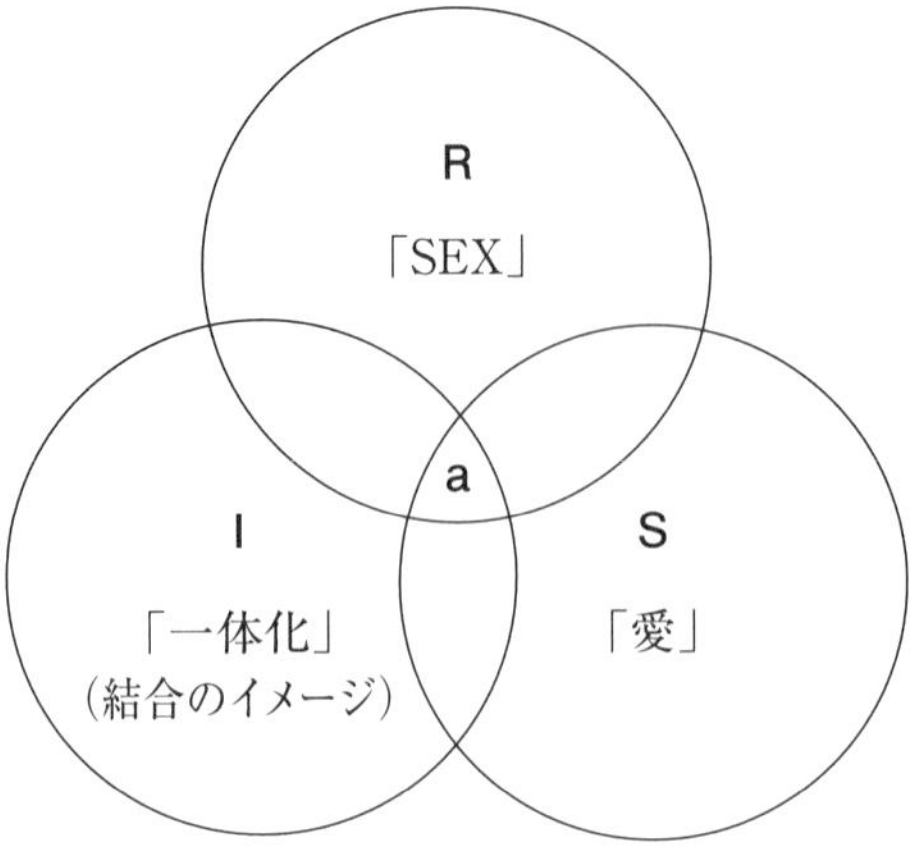

図Ｂ：愛のトリニティー

ずか二歳半の子に「和」の文字と概念があるとは思い難い。しかし事実はその儀式めいた hand in hand は、食事の終了前にも行われる。これは月一回の食事会の恒例となり、三歳半まで続いた。

一年足らずで消えたこの儀式は、精神の科学でいうならば、「和」が内在化されたという。現実界から心の内にイメージとして定着したという意味である。つまり家族は一つになった、心は一つになった、という意味をさらに想像界から象徴界に文字として登録したということである。その登録に失敗したのが膠原病である。

［図Ｂのトポロジー］

手を握るという人間の行いと意味は、もう一つのトポロジーを作る（図Ｂ）。

全ての非自己が図Ａのようなトポロジーで身体化の膠原病を作るわけではなく、精神的に表現することがこの図Ｂの意味である。

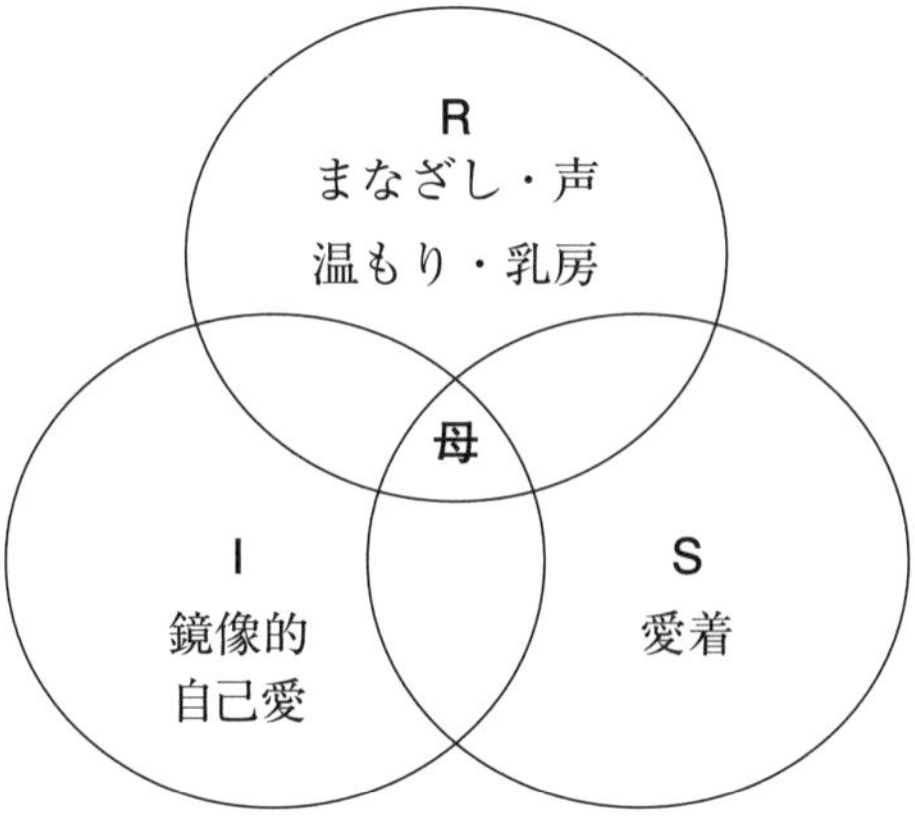

図C：母子関係トポロジー

そもそも手を握るとは、自己と非自己（他者）が一つになるという意味である。これを心理学では一体化という。寄《よ》る辺《べ》なき人間は、不安と緊張からその命を始める。安心と安全、保護を求めて常にいつでも他者を求めている。他者との一体感が安心と安全を作り、精神と身体の健康をもたらす。

　そもそも自己と非自己が一つになることは、現実的にはあり得ない。これを行為化するならば、実は自己と他者が全く一つに繋がることが人間にはあったのだ。それは男と女の性器の形状の差異がそれをもたらした。結合が一体を作り想像的に一体感をもたらす。その一体化への情熱を言葉でいえば、すなわち象徴界でいうならば「愛」という文字である。この象徴的意味が男と女を一つへと促し、強く結ばれる喜びをもたらすのである。ゆえに愛のないセックスは、単なる性行為という。そしてまた、産むだけの行為を生殖行為という。

　ならば最初の愛に基づく行為を何というのか。それは、性愛行為という。これは人間だけに与えられた特権である。動物界にはボノボ以外には、あり得ない。全て生殖行為である。それは本能によりコントロールされているため、異常繁殖を免れている。それこそ生殖行為の証明である。

［図Cのトポロジー］

細胞レベルの膠原病は、精神レベルの象徴界へと移し替えられた。象徴界とは、言語の記号の世界である。膠原病を作り出す母子関係を、子供の自我から表現してみると図Cのようになる。

〈R．まなざし・声・温もり・乳房〉

現実界において子供は、母のまなざしと声（呼びかけ）、そして温もり、乳房において、安心と安全と生命の維持を健康的に保てるのである。このどれ一つ欠けても子供は不安になる。まなざしの機能は、母の目に映る自己存在の確認であり、声をかけられることで私が存在していると意識し、温もり（抱っこ・スキンシップ）において、保護され愛されていると感じるのである。そして命の象徴は、乳房として形を成す。これらによって子供は、自己存在を確認し、母のまなざしの下に存在し得る居場所を形成したのである。

人間は生物学的存在から存在論へと、意味の世界に移行していく。ただ生きているのではなく、何のために生きているかという意味の形成において、自己を確立していく存在である。この心の発達に必要不可欠なものは、母の存在である。安心と安全と保護を確立した後、二歳半以降、人は鏡像的自己愛の段階へと移行する。

〈I．鏡像的自己愛〉

母のまなざしは、母の欲望の発見である。母が私に向けてくるまなざしと声とスキンシップは、何がそうさせているのかという、母の主体の何ものかを読み取る。それは欲望である。その母の欲望を私の欲望として、今度は私が母を抱きしめ、母の名を呼び、まなざしを向ける。この母の欲望と私の欲望は、鏡のように反射し一つのものになる。

この欲望の一致において、人は自発的能力を獲得する。すなわち、他者のまなざしを自己のまなざしにより同一性、一体化を確立するのである。この外からやってくるまなざしは、ウイルスが外から私に向かってきた時にも、それに合わせて自己を一体化する抗体の形成における免疫機能を、正常に組織化するのである。

〈S．愛着〉

この外と内の一体化を心理学では、自己愛という。健康な自己愛は、いかなるウイルス、異物に対しても柔軟に自己否定することなく、それに合わせた自己（抗体）を形成できるのである。これはあくまでも想像的世界において行われていることで、象徴的に文字化、言語化できているわけではなく、後の象徴的去勢を被る五～七歳以降において、自己愛はそれを象徴界へと登録する。その文字は「愛着」である。この愛着が象徴界に登録された時、私と世界、及び人との関係は、対立や敵対を生み出すことなく親和的関係を形成する。

この愛着が心と体の発達に伴い、図BのS（愛）になる。この愛は、図Cのまなざしから始まり、母の欲望を私の欲望とし、対象に愛着を抱かせる意味と情愛を形成した。

子供のまなざしに映る母の顔は何であろうか。愛着にまで至る母の表情はただ一つである。それは笑顔。この母の笑顔こそが人間の心に愛を作る、その初めだったのだ。そのことを知っているのは、シンガーソングライターの小田和正氏である。彼は「愛になる」でそれを明確に歌っている。その詞は次のようなものである。

……

笑顔はいつでも
言葉をこえて
すべてを包む
愛になる

……

……

《アルバム『小田日和』「愛になる」より引用》

笑顔は……愛になると言っている。まさにその通りである。こんな母子関係であるならば、この地上から病は全て消えるであろう。母の笑顔は世界を平和にして人類を救うと、小田氏は歌っているのである。

精神の科学も全くその考えに同調し、人類の至福のために、このフレーズを声高に歌い伝えたいのである。

(3) 言葉の分析

人は対人において、憎しみを学んだ場合、その痛みゆえに関係を断ち切り、それ以上の傷つきを防衛するために修復と補填としての「愛」を求め創造する。

人を遠ざけるために「嫌い」「可愛くない」と言い、「手を切り」「縁を切り」そして「愛してる?」と問いかけ続ける。また、一つになることを理想とするために「ピッタリ」「気が合う」「肌に合わない」「喰えない人」といった言葉が出てくる。

9. 感染症

〈重症急性呼吸器症候群(SARS)〉

(1) 重症急性呼吸器症候群(SARS)の症状と原因

発熱と悪寒、戦慄、筋肉痛などインフルエンザのような症状で始まる。熱はいったん下がるが、肺炎へと進行して再び高熱と咳が出て呼吸困難になる。そして下痢をする。

これはSARSコロナウイルスの感染によって起こる。感染経路は人から人である。自然界からの感染経路は、不明である。このことからこの病気は、精神病理でいえば、過換気症候群に相当する。いわゆるパニック障害の一つである。

(2) 心の分析

そもそもパニックは、人と人との対人恐怖に始まる。人と人とが向かい合うと必ずそこに、優劣が発生する。弱者と強者、そして勝者と敗者が生まれる。この勝敗は、人間存在の意味と価値を問いかけてくる。この問いは、自己愛の傷つきをもたらさないわけにはいかない。人は必死に自己を守ろうとするが、不信と自己否定と自己卑小感の人間にとっては、対人の場は恐怖でしかない。何も言い返せないからである。

この無力感と他者からの被圧倒性が、パニックをもたらす。それが過呼吸であり、発熱である。赤面症は、この発熱を顔面の赤面で表現したものである。呼吸器障害のSARSは、このパニック障害を身体そのもので表現している。まさに、対人恐怖の身体症状といえる。

対人恐怖におけるウイルスは、他者の言葉であるが、SARS感染症のウイルスは、自らを否定してきたり自信を失わせるような、他者の叱咤激励の言葉である。その他者の言葉に抗しきれなくなった時に、言い返す言葉（抗体）が見つからず、作れず、圧倒されて、ウイルスに支配されてしまう体のパニックが、SARSの症状である。

同じ言葉のウイルスが、赤面症や体の震えとして出現する精神の身体症状で留まるか感染症に至ってしまうか、この差異は、そしてその境界は、どこにあるのだろうか。他者の言葉が自らの自己愛を傷つけてくるものとしての象徴的次元で捉えられるならばパニック障害に留まり、同じ他者の言葉が無意識のうちに自己愛を傷つけている場合、それは身体化されるのである。すなわちそれを意識しているかどうかの違いがその道を分ける。

自己愛の傷つきが意識的であるか無意識であるか、である。前者がパニック障害で後者がSARS感染症である。

(3) 言葉の分析

「息詰まる」「息が苦しい」「息抜きがない」、このように息に関して困難と障害と窮屈さを感じている。息抜きができないとは、安息がないということである。

〈腸管出血性大腸菌(O-157)〉

(1) 腸管出血性大腸菌(O-157)の症状と原因

一週間ほどの潜伏期を経て水溶性の下痢と腹痛が起こり、翌日には血便が出るようになる。重症例では吐き気、嘔吐、吐血、発熱がみられることがある。

ベロ毒素によって下痢が生じ、腸管出血性大腸菌と呼ばれ、これが感染して起こる病気である。これは牛の大腸に常在している菌である。

(2) 心の分析

腸管出血性大腸菌は第二の脳である大腸を裂き、出血させる。このベロ毒素は下痢をもたらし、全ての吸収を拒絶した後、症状をみせる。

このまま分析的文脈に書き換えるならば、受け入れ難い現実に傷つき、心は痛み、血を流し、心の浄化を目指しているといえる。汚染物を洗い流し血を清めるこの症状は、ベロの毒に始まった。すなわち毒舌である。毒舌にさらされた心と体は、O‐157となって叫んだ。Oは、O抗原を意味し、数字で言うならば0であり、その0が157という数字に変換されている。

この数字の意味は、1は始まりを意味し、5は結婚や結合を表す。7は神秘や幸運を表す。この数字を足すと、そもそも仕合わせな結婚をした両親の下に生まれることはなかったと、すなわち0と言っている。「生まれてこない方がよかった」という歓迎されない命こそ、毒舌の最たるものであろう。その「生まれてこない方が…」という意味が象徴的に数字0157に表れていると言えないだろうか。

(3) 言葉の分析

嫌味や皮肉が多い。一見駄洒落や冗談を言っているようで、実は直接的な批判や非難、悪口である。この嫌味な物言いが毒舌である。歯に衣着せぬというが、この人は噛みつくような言葉を鳥の甘噛みのように、冗談を交えて話す。実は単なる皮肉屋で捻れた心を持ち、相手の心を一突きにする。言われた相手は、心傷つき血を流す。それはベロ毒素の逆襲に遭い、腸管から血を流す結果となる。ベロ毒素は、言われた他者の言い返せなかった怨念の無言の言葉なのである。結局は、吐いた言葉は自分に返ってくるということである。

〈ノロウイルス〉

(1) ノロウイルスの症状と原因

感染すると吐き気、下痢、腹痛、嘔吐をし、発熱は三七～三八度に留まる。
通常はこれらの症状が一～二日続いた後、治癒する。乳幼児から高齢者まで広い年齢層に感染するが、体力の弱まった抵抗力のない一般成人でも感染し得る。いわゆる急性胃腸炎である。

(2) 心の分析

ノロウイルスは、当初ノーウォークウイルスといわれていた。それはそれが発見された土地の名前に由来する。それが二〇〇二年にノロウイルスと命名されて今日に至っている。日本語的にはノロ、ノロノロの鈍臭い人を指したり、名字のノロさんを想起させるので日本の学会では、改名を求めている。

それはとまれ、下痢と腹痛、嘔吐の症状が表すものは、基本的には現実や他者の言葉を受け入れない、頑固で意固地な性格がその背景にある。心の頑なさは、消化不良と腸の繊毛運動の低下を来し、機能低下に陥り下痢となる。

動作の鈍さも、のろまの鈍感さも呪いの陰湿さも、全てある点の固着と拒絶を意味する。呪いが拒絶しているのは、赦すということである。赦すとは全てを水に流し受け入れるということである。しかし流せないために、体が水溶性下痢をもって語れない言葉を語っているのである。「汝人を許せよ」と言っているのである。

(3) 言葉の分析

まず敏速的確な行動に欠ける。言われたことをすぐにやらない。全てのことを後回しにする。反応が遅い。これらは「後でね」「いつかします」「待ってね」「忙しいんだから」といったふうに後回しと言い訳の言葉を吐く。

〈溶連菌(溶血性連鎖球菌)感染症〉

(1) 溶連菌(溶血性連鎖球菌)感染症の症状

のどの痛みと高熱。かつては猩紅熱《しょうこうねつ》といわれた。基本的には、乳児、子供が罹るが、免疫力の落ちた成人も感染する。

この感染症は予後を注意しなければならない。いわゆる合併症として、心臓弁膜症、関節炎や腎炎を引き起こす危険性がある。

(2) 心の分析

溶血性連鎖球菌が示すように、子供が持っている菌の大人への連鎖を指す。その菌とは、子供が母に、そして父に抱く欲望のことである。この子供の欲望が母親に連鎖し、母親自身が溶連菌に感染した例がある。

《症例》三十歳、女性、Tさん。七歳長男、六歳長女の母

夫は単身赴任で、一、二か月に一回家に戻って来る。そんな平凡な家族である。ただ一つ、夫婦仲がしっくりいっていなくて、いささか疎遠で帰宅の間隔が間遠になっている、若干問題の家族である。

そんな折、久々に夫が帰って来るという連絡が入ったが、妻は会いたくない気持ちからいい加減な返事になり、久々の父の帰宅が望めなくなったのを知った長女（六歳）は、不思議な行動に出た。それはいつものように一緒にお風呂に入るはずが、いつまで待っていても娘はお風呂にやって来なかった。怪訝に思った母は、風呂を出て部屋を覗《のぞ》いてみると、娘は指を口の中に入れ必死に何かをしている。

母「何をしているの？」

娘「歯を抜いているの」

母「ぐらぐらして抜けるのを待ったら」

娘「歯が抜けるとパパが帰って来るの」

と、そう言って娘は必死に血を出しながら歯を抜いていた。

母「なぜそんなことをするの？」

娘「前、歯が抜けたらパパが帰って来たの」

母「そんな無理して抜くことないよ」

母は全く娘の欲望に気付いていなかった。それを分析の場面で指摘したにもかかわらず、母はボケーとしていた。

それから二、三日後その母は溶連菌に感染し、四〇度以上の高熱を発し、喉からは血痰を吐き、三日も食事が喉を通らず、本人いわく、死ぬかと思ったという地獄の苦しみを味わった。しかしこの病は、期せずして夫を呼び寄せることになった。こうして、夫はいつになく優しく甲斐甲斐しくいたわりの言葉と態度を見せ、妻はそれを見て夫を見直すことになってしまった。

こうして妻は娘の欲望を溶連菌の感染症の地獄の苦しみという形を使って、無意識に夫を呼び寄せる欲望を現象化してしまったのである。「こうしたかったのです」と言わないのは、それは彼女にとって不本意な欲望であるからである。

娘から転移した欲望は、娘が父に抱く愛着の欲望である。それを見た母は、自らをこの位置に置き自らの父を欲望とした時、そこには愛と憎しみしかなかった。怒りと攻撃と、どうにも表現できないやるせなさ、切なさの感情の混沌としたわけがわからぬ情動でしかない欲望が、地獄の苦しみの溶連菌を発症させたのである。本来の素直な父への欲望であれば、この妻は素直に夫の帰宅を幸せの内に要望したであろう。

この症例が語る事は二つ。一つは、子供の欲望が母の内に抑圧された親へのコンプレックスを刺激し、それを活性化させたことである。一つは、母が全く未成熟で子供であるということである。幼児の感染率が八割というこの溶連菌に、母は感染したのである。この親子の症例を病名にすれば、溶血性連鎖球菌症となる。

溶血性とは何か。医学的には赤血球の破壊である。それがさも血液の中に溶けたかのように消えてなくなるために、崩壊を溶血と言い表した。この崩壊を溶血したと言い換えた、この錯覚こそ人間の防衛機制の反動形成にあたる。

悪い母のイメージを破壊し、その代わりに理想の母のイメージをそこに置き換える。全く存在しない想像上の母が、自分の心の中に溶け込んだように感じる、仮の幸せな自己イメージの防衛を同一化という。この反動形成と同一化による自己防衛は、まさに溶血性の表現とピタリ一致する。

この溶血は赤血球の崩壊であり、酸素不足となり、白血球の増加を促す。これを増幅増進すれば、果ては白血病に至るであろう。とするならば、溶血性は白血病の第一因子といえる。

(3) 言葉の分析

言葉全体として、この病気の人は基本的に怒りっぽい。いつも子供を叱ったり、注意したり、命令指示が多い。この怒りっぽさには蓄膿症を伴い、鼻腔の変形もあり酸素吸入量が二分の一程になっている場合が多い。

この酸素不足は人間を怒りっぽくする。短気にする。この酸素不足こそ、溶血性そのものである。常にイライラし急かされ、落ち着きのない状態になる。これによって言葉がいつも棘《とげ》を含んでいる。この棘に悲鳴を上げるのは子供達である。言葉というより、この棘《とげ》を吐き出しているのがこの人達である。

性感染症

〈淋病〉

(1) 淋病の症状

男性は淋菌性尿道炎を起こして、排尿時に焼けつくような痛みを感じ尿道口が赤くただれて膿が出る。女性は、淋菌性頸管炎や淋菌性膣炎で始まり、おりものが増えて痒みを感じる場合もある。痛みがないため病気に気付きにくいが、尿道や膀胱に感染が広まると排尿時に痛みを感じる。

(2) 心の分析

この病気は、その文字が示す通り淋しさの病である。あまりにも淋しくて人肌が恋しくて温もりを求めて、そして淋しさを埋めるために異性との一体感を求めて触れ合うその際に、触れ合いを超えていつしか一体化し感染してしまう。それは感染者もあまりにも淋しい人だったからである。

人間の性行為には、三つあると先述したが、これは性行為に相当する。生殖でもなく愛でもなく、唯々、心の空白を埋めるために他者を利用した結果、体を離れれば元の木阿弥ですぐに淋しさが襲ってくる。その時だけの一時凌ぎの行為であったことに気付き、さらに淋しくなる。温もりを知ってしまったために、去って行った肌の温もりの痕跡の全くのなさに、また一入《ひとしお》淋しくなる。こうして淋病となる。この焼けつくような痛みが示すように、焼けつくような淋しさに囚われてそれが叫んでいる。それは「淋しい～」という叫びである。それが言いたかったのである。しかし言葉で言えないために、言葉の代わりに尿の放出でそれを代行している。

〈性器のクラミジア感染症〉

(1) 性器のクラミジア感染症の症状

男性は、淋病と同じく排尿時の痛みと痒みが生じる。女性の場合は、薄いおりもので自覚症状がない場合も多く病気に気付きにくい。淋病より軽い症状として表れる。

(2) 心の分析

症状からして淋しさもそれ程ではなく、しかし一人でいることが耐えられないくらいの淋しさであることは間違いない。この淋しさゆえの程度が淋病とこの感染症の分岐点である。それは個人差があるので、明確な基準線は引くことができない。

〈梅毒〉

(1) 梅毒の症状

感染から十数年かけて徐々に進行し、その間は症状が出たり消えたりする。それは四期に分かれる。

第一期は、性器などに数ミリの硬いしこりができる。リンパ節が腫れる。やがてそのしこりは、潰瘍になり自然に治る。しかし細菌は、血液に乗って全身に広がる。

第二期は、微熱、倦怠感、後頭部の脱毛が起こり、全身のリンパ節が腫れて、バラ色の発疹が出る。それも出たり消えたりを繰り返す。

第三期は、硬いしこりや腫瘤は、顔や筋肉や内臓などに出来る。そして治っても瘢痕になる。

第四期は、細菌に脳や脊髄を侵され認知症の状態になる。手足の痺れと歩行障害が起こる。

(2) 心の分析

この一期から四期までの症状の流れを見ていくと、最初に強い思いがしこりとなって体に刻印されて梅毒が始まる。このしこりは何であるか。人生への強いその人の生きんとする執念である。それがこの長きにわたる病の変遷のエネルギーとなっている。そのしこりは、仕合わせになりたいという願望の表れである。

一期のしこりは二期においてバラ色の人生を夢見たが、その挫折がバラ色の発疹として表れている。その思いは何度も顔を出しては引っ込めることを繰り返し、遂には諦めの境地である、第三期に入る。ここにはしこりしかできない。そして第四期の終焉を迎える。

〈性器ヘルペス感染症〉

(1) 性器ヘルペス感染症の症状

痛みと小さな水ぶくれが性器にできる。その水疱は潰瘍になり強い痛みを伴う。それに頭痛、発熱、筋肉痛などの全身症状が数週間続く。

(2) 心の分析

主に感染者との性行為によって、ヘルペスウイルスが感染し発症する。基本、ウイルス感染は免疫力の低下であり、口唇ヘルペスと姉妹の関係にある。口唇と膣はつながっており、どちらも食欲に通じるものである。食欲は遡れば授乳行為に行き着く。この授乳の満足不満足により、その欠如の甚だしき場合に、口唇愛欲求が生じる。それを埋めようとして必死に求めるが、その求めに満足させるだけの備給がなく、遂には疲れ果てて体力の低下を来し、抵抗力が弱まりヘルペスに感染するのである。

性器もその口が食欲であり、食べたい、呑み込みたい、埋めたいと叫ぶがそれが十分に満たされない時に、それへの欲求が高まりその欠如と共に口唇ヘルペス同様、ヘルペスに感染してしまう。要するに甘えと満足感の欠如から発生するものである。

〈膣カンジダ症〉

(1) 膣カンジダ症の症状

外陰部に強い痒みを感じ、チーズや酒粕のような白いものが、おりものに混じる。炎症を起こし赤く腫れる。

(2) 心の分析

これはカビの一種である。カンジダが膣の中で繁殖し炎症する病気である。ということは、それまで不感症で感じることがなかった人が、その不感症の改善により、まさに「感じた」のである。その快が連鎖して繁殖増殖した快は、体に快感をもたらす。性感帯の神経がONになり、性感帯にスイッチが入ったのである。

〈膣トリコモナス症〉

(1) 膣トリコモナス症の症状と原因

外陰部や膣に強い痒みが生じ、排尿時に激しい痛みが生じる。

これは、トリコモナスの原虫が膣内に感染して炎症を起こす。この症状のもとは、この原虫である。

(2) 心の分析

この虫が膣の中で無視されていたことに怒りを生じ、膣内で繁殖して炎症を起こしたものである。この騒ぎは、このトリコモナス原虫の仕業である。

ならばこの虫は、無視していた性欲に他ならない。日本の文化では、女性が性欲を露わにすることは、はしたなく下品なものとされる。ゆえに女性はそれを淑《しと》やかさで隠蔽しなければならない性抑圧の文化を作った。性欲を露わにする女性をふしだらと言った。さらにそれが露骨になった時、淫乱と言った。女性の性欲は文化史上弾圧され、抑圧され封印される歴史を辿った。

現代はそれが全て非合法となり、社会の表舞台から看板を掛け替えて地下に潜った。ゆえに女性の性行動は全く不明になり、どこで誰と交渉したかは闇の中に閉じ込められ、原虫として膣内に摂り込まれていたのである。この虫がトリコモナスとして登場したのである。

〈HIV感染症／AIDS〉

(1) HIV感染症／AIDSの症状

HIVは、感染から数週間ほど経つと湿疹、リンパの腫れ、風邪と似た症状が現れる。その後何の症状もなく、七年から十年程の潜伏期を送る。この期間に免疫機能破壊が進んでいる。感染から八年以上でようやくAIDSが発症する。免疫低下によって、通常では感染しない弱い病原体の感染が起こる。これを日和見感染という。

なお、HIV（ヒト免疫不全ウイルス）はウイルスの名称、AIDS（後天性免疫不全症候群）は

ＨＩＶ感染で発症する病気のことである。

(2) 心の分析

ＡＩＤＳを発症して適切な治療をしないでいると様々な日和見感染症を起こすことがあるというならば、この文字が物語ることは、ただ一つである。その人が日和見主義で生きてきたことである。「今日、何とか生きればいい」「何となく日が過ぎていけばいい」「人生は何事もなく今日が過ぎていく」「明日のことは患うな」「今日が無事ならそれでいい」などと言って、人生の五年十年先の展望も抱かず、今日だけを何となく生きてきたこの漫然たる進歩のない、成長のない、怠惰な生き方が、潜伏期間の長さが、それを物語っている。意義のない人生、生きる目的を必要としない人生、これこそが日和見主義のコンセプトである。

なぜここに至ったのか。喜び、楽しみ、意欲、情熱、成長、進歩、進化といった明日に向かって生きる、そして夢を持って未来を生きるという希望を全く抱けない構造を作ってしまった。それは、そこそこ安心で安全でまぁまぁ退屈しない程度の、そしてそれほど貧しくもなく、人並み程度の人生を送ってきた結果である。一言でいえば、可もなし不可もなしの人生である。この一見仕合わせそうな人生の最大の欠陥は、慢性的不満足症である。

(3) 言葉の分析

感染は、ウイルスや菌による伝染である。ウイルスが他者の体に侵入し潜入して細胞に付着し、ウイルスを増殖させる。そしてその部位を包囲する。この一連のウイルスの動きを言葉にすれば、「感じて欲しい」↓「カンジダ症」（感じたで症）

侵入は体の中に入る。これはメタ言語では、体内化という。体内化とは、男性のそれを女性の体の中に侵入させることに相当する。これが性行為である。

性行為とは、男性の一部の体内化といえる。これは一体感を生み、皮膚と皮膚の接触、それはウイルスによってその細胞を摂り込んで包み込んで、症状化させるのに等しい。性行為では、その密着感は一体感と快感であるが、ウイルスのそれは、発熱や痛み、機能低下をもたらす。現実的にこの快不足は、ウイルスの侵入を迎え入れてしまう。全くの体内化の錯誤行為である。

実は体内化の最大のテーマは、一体化から同化すること、すなわち非我との融合、自我の死を意味するメタ言語だったのだ。食は、体内で消化されて吸収され、その素材は肉体に融合してしまう。この融合感は人間にとって、母の胎内にいた状況そのものと同一である。

この状況を人間は、至福の状態とその細胞に刻み込んだのである。六十兆個の細胞に刻まれたこの文字は、その至福の時を求めて無機物になるまで、すなわち死の瞬間になるまで、求め続けて生きているのである。

人間にとって生きるとは、仕合わせになることではなく融合することである。換言すれば、胎内に回帰することである。その至福の時を求めて生きているのである。しかしその至福の時は、出産により体外に放出された時から、永遠に手に入らない至福の場所となってしまった。我々が最後に収まる場所は、母の子宮ではなく棺桶である。何と虚しく哀しいことではないか。せめてその時がくるまでまがい物とはいえ、融合に一歩でも近づける現象があるならば、人は何でも摂り入れてしまう。それがウイルスであろうと、菌であろうと、麻薬であろうと、至福の時を夢見させてくれるものを求めて生きていくのである。人はそれだけのために生きている。その時出てくる言葉は、「あの時に帰りたい、あの場所に。そしてそこへはもう戻れない。その時がくるまで振り返らずに前を向いて生きていく」これがこの人達の言葉である。

「……この場所　時をえらんで　生まれてきた　この命は……まわりのすべてのことを　幸せで包んでゆく……生きてゆく　そのわけさえも　このいのちは伝えようとしている」

（アルバム『小田日和』より　作詞・小田和正）

この歌のタイトルは「彼方」という。感染症は、私からあなたにウイルスを伝染させているのである。伝えたいことが伝わらない、すなわち言葉にできない思いをウイルスに込めて他者に伝えている。これが感染症の構造である。言葉にできない人が、言葉で理解できない人への伝達手段、それが感染・伝染である。

伝えたいことがあるにもかかわらずそれが伝わらない、それを言葉にできないもどかしさが、ウイルスとなって他者に伝えられているのである。言葉で理解できる人、言葉で伝えられる人は、ウイルスと全く無縁である。小田和正氏は人間の真理を言葉とメロディーで伝えているのである。まるで伝道師のようである。

10. 骨筋肉系

〈ぎっくり腰（腰椎捻挫）〉

(1) ぎっくり腰（腰椎捻挫）の症状

ぎっくり腰は、腰の捻挫で、突然激しい痛みに襲われる急性腰痛である。重い物を持ち上げたり、腰を捻ったり、咳やくしゃみをした時に起こることが多い。その痛みは腰を伸ばせなくなるほどで背筋に緊張をもたらし、その姿勢を変えられないほどの痛みとなる。

(2) 心の分析

腰という部位は、要という文字があるように人間の要をなす。それは自己存在の支えを意味する。「人の一生は重荷を負うて遠き道を行くがごとし」と、昔の人がいったように人は役目と責任と愛する人を守るという重責を担って生きていかなければならない存在である。昔の人は、その人を大黒柱と譬えた。

支えるという役割は、男性にも女性にもそれぞれあるが、多くは男性の側にその重心は傾く。これが「男はつらいよ」という本来の意味である。男は常にこの目に見えない重い役割を背負っているのである。それが、定年退職と共に、またはその仕事からのリタイアで重荷から解放される。その時の状況を心理学では「荷下ろし」という。または「燃え尽き症候群」ともいう。重荷を背負って歩いた人生のそれを降ろした時に腰は、軽々とその自由を取り戻す。

さて、そのリタイアまでの時間、腰が耐えられるであろうか。それは負荷と腰の強さの相対論になる。ひ弱な腰でも負荷が、すなわち荷が軽ければ腰痛になることはない。ところが昇進や、父になったり母になったり、ある役割がプラスされた時に、その負荷は一挙に重さを増し、それまでの自分のままでその重荷を背負った時、またはそれをすくい上げようとした時、耐え切れなかった腰は激痛の悲鳴を上げる。これがぎっくり腰である。むしろ、びっくり腰というべきである。耐えられると思った自分の腰が、その予想外の重さにびっくりして腰が「ぎくっ」となったのである。要するに自我が脆弱だったということである。

これを一般的には、腰砕けという。思ったほど強くない自分の露呈である。普段は強がり、虚勢を張っていた見せかけの自己の仮面が剝がれたということである。

(3) 言葉の分析

ぎっくり腰は何度も繰り返す。これは反復を意味する。ということは、反省と改善のなさ、いわゆる成長しない人の証拠である。一向にその体制を強化しようとしない無反省ぶりが、反復を生じさせる。そんな進歩のない人達の言う言葉は「これでいい」「今が一番」「いつも通り」「変わらないことがいいこと」すなわち「相変わらず」がモットーである。

〈腰椎椎間板ヘルニア〉

(1) 腰椎椎間板ヘルニアの症状と原因

ぎっくり腰を繰り返し、腰椎椎間板ヘルニアに移行するケースがある。症状は激しい腰の痛み、進行していくに従いしびれは、最終段階に限らず典型的な症状の一つとして痛みとともに歩けなくなってしまう。

(2) 心の分析

椎間板ヘルニアとは、要するにうつ病である。心身の病理学からいえば、仮面うつ病の分類に入る。仮面うつ病とは、本来はうつ病として発症すべきものが体の病を前景とし、心のうつを隠してしまう構造をいう。この他に糖尿病、高血圧、高脂血症などもそれに含まれる。

どうして、心のうつが椎間板ヘルニアとして現れるのか。これはうつの体への置換である。心のうつは、暗さ、無気力、無感動を表す。この暗さと無気力は力のない、いわゆる脱力感を形成する。すなわち体に力が入らないのである。重い物を持ち上げられない、背負った重荷を支える力が、「筋肉」が足りないことになる。心の無気力が筋力のなさと置き換えられ、徐々に椎間板を圧迫していくのである。ある種の筋無力症である。心の無力よりも体の無力が前景となってしまったのが、この腰椎椎間板ヘルニアである。このように椎間板ヘルニアは、うつ病の変身した姿である。

背負った重さは、通常の一般家庭の親達が背負い込む重さをはるかに超えて、その人の両肩と腰に、重くのしかかり、しがみつく人々がいることを示している。その人に頼らざるを得ない人々が取り巻き、それらの人々を支え守ろうとする責任感の強い人である。この真面目で正直な、そして正義感の強い人が、病に囚われる。この人には放棄、見捨てる、回避、逃避という逃げ腰は、存在しない。ゆえにまともにそれを引き受けてしまうために、磨り減っていく。

もしこの人に正義感がなければ、さっさと尻をまくってその場から逃げ去ってしまう。こうして椎間板ヘルニアにならない人は、失踪者もしくは行方不明者となる。要するに、逃げはないのだ。その環境に生まれ落ちた人の、それが運命だ。椎間板ヘルニアになるか、失踪者になるかの。

この人達の最大の欠点は、人に任せないことである。そしてその重荷を分担する概念が存在しない。一人でやる、否、一人で抱え込む、否、一人で背負い込む。こうしてその重さが腰を蝕んでいく。

(3) 言葉の分析

「俺がする」「俺に任せろ」「一人でやる」「させて頂きます」といった「私が」という責任感の裏付けを持った言葉を使う。これは決して他人を信頼していないのでもなく、自分の力を過信しているのでもなく、ただ「私がする」という一人舞台を生きる人である。敢えて言えば、共に生きることの欠如である。

〈腰部脊柱管狭窄症〉

(1) 腰部脊柱管狭窄症の症状と原因

歩くと腰や臀部、膝から下に痛みを感じる。また、下肢の痛みやしびれが強くなって歩けなくなることもある。

脊柱管とは頸椎から仙骨までを繋《つな》ぐ管で、内部は空洞で脊髄が通っている。この脊柱管が狭くなって神経を圧迫し、様々な症状を作る。

(2) 心の分析

脊柱管の狭窄は、心の視野の狭窄と符合する。そして管が細くなることは、周囲からの圧迫によるものと表現される。

脊柱管は、その人の家庭という空間を表す。家庭問題を抱え、心が窮屈にストレスを感じ圧迫感を感じ始めた時に、息苦しさと不自由さが脊柱管を絞るようにその管の直径を縮めていく。そして遂には、痛みとしびれ、麻痺になり、その自由は奪われてしまう。すなわち動けない自分になる。

それは解決策を見出せないもどかしさと、無力感、どうにもならない焦燥感が圧迫してくる。この状況で心は自由を失い、あまつさえ無力感を増長し、遂には心の麻痺に至る。この麻痺こそ腰の痛みとしびれである。四六時中、続くわけではなく、ふとした拍子に激しい痛みに襲われる。

それは思いついたように浮かんでくる、非常に気ままなランダムな家庭問題の悩みである。こうして心は行き場を失いうつになる。この最大の治療薬は家庭内問題の解決である。

(3) 言葉の分析

「しょうがない」「どうしようもない」「諦めるしかない」「放っておくしかない」「もうだめです」といった悲観的な言葉しか出てこない。これらが一層気分の落ち込みに拍車をかけ、無力感へと突き落とす。

〈腰椎分離症・腰椎すべり症〉

(1) 腰椎分離症・腰椎すべり症の症状

腰痛分離症は、スポーツを行なっている成長期に発生することが多く、活動性の高いこどもが腰痛を訴えたときは常にこのことを念頭におく必要がある。

すべり症は、椎間関節と呼ばれる背骨の関節が壊れてしまったり、椎間板の異常などによって骨がずれてしまうことがある。これをすべり症といい、腰痛・下肢痛・下肢のしびれとして表われる。

(2) 心の分析

この病の特徴は、すべるである。すべるとは、話が嚙み合わない夫婦間のコミュニケーション障害が作り出したものである。夫婦は長年連れ添うパートナーであり、閉鎖的家庭という同一空間に住み、協力し合って助け合って支え合っていかなければならない関係である。それには意思の疎通が最も大事である。

夫婦の環境は、まるで潜水艦の乗組員と同じで逃げ場がない。逃げ場がないのである。そして誰にも助けを求められない。それは夫婦の間の問題であるから、第三者が口を挟む余地が全くない。それゆえに二人の間で解決しなければならない。

こうして潜水艦の乗組員同士の夫婦は、何よりもコミュニケーションが重要である。気持ちの食い違い、無理解、誤解といったこの不一致は、互いの人間関係を険悪にしてしまう。ここで互いの思い、意志、考えの一致が求められる。そこに理解が食い違う。この食い違いを、「すべる」と言いたい。

互いが互いの考えを受け止められないすれ違い、これこそ「すべる」である。一致がないというこの一点に関して、すべり症は、人間の心が他者と共に一つになることが大切だと教えている。

もう一つの観点は、「統《す》べる」がある。この文字の意味は、まとめるとか、支配する、である。夫婦間で意見が一つにまとまらなかったり、相手が従わなかったりして、夫婦が一つになれないことを表している。

(3) 言葉の分析

「全く通じない」「全く聞いていない」、無口になる。

コミュニケーション障害が露わになり、語ることを諦めてしまう。

〈頸椎捻挫（むち打ち症）〉

(1) 頸椎捻挫（むち打ち症）の症状と原因

自動車の追突事故やスポーツによる衝撃で、首の後ろ側に痛みが起こり頭が重く感じる。それに伴い頭痛、発熱、めまい、吐き気、手足のしびれが起こることもある。首の後ろ側のみでなく、側面や前面、頭部などにも痛みが生じることがある。

(2) 心の分析

衝突したりされたり、またはスポーツで体と頭部がむちのようにしなって伸び切ってしまった損傷によるその姿は、歪曲された自我を表す。自らの考えを意図的に歪められた他動的な自我の捻じれを表す。その外力に対して、抗しきれなかった自我の姿が頸椎の捻挫である。

首は頭部（知性）と肉体を結ぶ統合の役目がある。頭の向きを変えるのは、実は首である。どんなに知性が「右へ」と言っても、首が左を向いてしまえば現実は首に従わざるを得ない。物の見方、考え方、首が主人公なのである。

むち打ち症によって、首は強制的に固定され前方しか見ることができない。左右をキョロキョロしたり、上下に首を動かすことはできず、前方の現実と直面するしかない。この症状が語っているのは、「現実を直視せよ」である。

首は知性に対抗するもう一つの意識・あらたな知性・自我になる。首の損傷は自己愛の傷つきという。自己愛は首から下の肉体の自体愛の上に成り立つものである。ゆえに知性に反発し自己愛を守ろうとして、時に知性に従わないことがある。しかし現実的には従わざるを得ない。社会に生きている限り、自我は捻じ曲げられるのである。自分の快のみに従って生きることは、知性によって厳しく制御される。しかし肉体は、あれもこれもと快を求めて刺激に反応してしまう。

この相剋が歪曲を作る。右と左の相剋は、めまいとして定まらない視点を表す。ちなみに知性と自己愛が一致している人は、六割程度である。あとの四割はめまい症である。めまいの外来に行くと、この人達は健康なめまいというタイトルのパンフレットを渡される。が、前者の六割の人達が全て健康な心を持っているかといえば、そうではない。なぜならば、最初から自己愛を放棄し右も左もなければめまいなど起きようもない。すなわち欲望にキョロキョロする心がないのだから。これもうつ病である。果たしてどれだけ知性と自己愛が一致した人がいるのであろうか。もしいるとすれば、その人は真の健康人である。

(3) 言葉の分析

「体にむち打って頑張っている」「自らを叱咤激励し頑張れ頑張れ」と、いうのが口癖である。よく人は「頑張ってね」と意味もなく挨拶のように言葉を発するが、何を頑張るのだろう。普通に生きればいいではないか。体の声に従って、素直に前を見て生きたいものである。

〈肩関節周囲炎（五十肩）〉

(1) 肩関節周囲炎（五十肩）の症状

腕を動かしたり背中に回すなどした時に、肩関節に痛みが起こり、腕が上がらなくなり回らなくなる。これは四十代から五十代で発症しやすいことから、五十肩といわれるようになった。

(2) 心の分析

心理学では、肩は怒りを表すといわれている。なぜならば、拳を振り上げたり、殴ろうとする時の攻撃性の抑圧は、肩の筋肉を押さえつけて振り上げる拳の破壊力をそこで拮抗させるために、筋肉は疲労する。

その怒りの矛先は、抑圧でしか止められない。八つ当たりして壁やドアを叩きへこませることのできる人は、五十肩になることはない。人を殴りたいこの衝動は、無意識の欲望に従うなら行為化としてボクサーなどの格闘技を選び、その競技を通して発散されやすい。ボクサーは、合法的に相手を叩き潰すことが容認され、あまつさえチャンピオンになれば英雄となる。それは一般社会で人を殺すと殺人者だが、戦場で一人でも多くの敵を殺せば、英雄となるのと同じである。

これを心理学は攻撃性の昇華という。しかしそう上手く誰もがチャンピオンになれるわけでもなく、一般的には傷害事件になることが多々ある。市中で肩が当たったなどの因縁をつけて殴るのも、皆、この攻撃性の肩の筋肉を抑えられない人達の行動パターンである。

体罰と称して、生徒を殴るスパルタ教師は、町のチンピラと同じである。ただ教育者という仮面と愛のむちという詭弁が、それを覆い隠しているだけだ。その仮面の下の顔はただの暴力教師である。教育に叩くことは一切必要ない。必要なのは教える力である。それはわかりやすく説明する論理の力である。言い換えれば文章作成能力に尽きる。その文章を我々は読み発音しているのが言葉であるから。論理的に且つわかりやすく文章を構成する能力を育てることこそ教育である。知識を知っていることが教師ではなく、その知を他者に正確に伝える能力が教師には必要なのである。痛みや暴力や理不尽なスパルタは必要ない。むしろ教育は愛と優しさと、そして尊重である。この力こそ、人を育て教化し、人間として成長させていく糧である。

そして五十肩の原因に戻るが、抑えつけられた肩は心のエネルギー、すなわち攻撃性は、言い換えれば、バイタリティーであり活気である。それが殺がれてしまったならば心は荒《すさ》む。そして錆びる。

荒び寂びる。この寂びは錆になる。肩が錆びついてしまったために、生じる痛みが五十肩の炎症である。放出されない攻撃性は心を荒ませる。

荒れ狂った心は周囲を破壊し、荒涼たる心象風景を作ってしまう。そこには誰ももういない。これこそ寂びの極致である。五十肩は、永々と積み重ねたこの寂びの結晶である。日常の一つ一つの攻撃性の抑圧は、心を荒ませると、五十肩は教えている。

(3) 言葉の分析

では、治療はどうすればいいのか。これは単なる症状で、重篤な器質障害や病気ではない。長い人は一年以上それに苦しみ、腕が肩より上がらなくなる症状を呈した不自由な生活を送る。治療というよりは、痛みの緩和をするためにどうすればいいのか。その答えは、関節でいえば、骨と骨の擦り合い、いわゆる摩擦を滑らかにすればよい。これは機械論的には、油をさすことになるが、人間の骨は決して機械ではなく細胞なのである。

ということは、人と人との滑らかな、そして穏やかなコミュニケーションこそオイルに相当する。すなわち対人を親和的にすればよい。それには攻撃性を抑圧するのではなく、愛と優しさと、そして相手の尊重によって人間関係を滑らかにすることである。

心が荒むと、カリカリ、ギシギシ、ギスギス、キリキリすると表現されるように、この擬音はまるで関節の擦れ合う軋み音のように聞こえる。特にカリカリは怒りのカリである。カリカリしている人はこの怒りが溜まって一つ二つでは表現できず、カリカリするというのである。

人間関係が荒むとギスギスした関係になるという。だからこそ、怒りを包容力に変えるのである。すなわち握った拳を開いて相手を優しく抱き抱える心に変えることである。これが怒りを愛に変える魔法である。

ちなみに五十肩の上げられる腕の位置は水平までである。その伸ばした拳をくるっと回せば抱擁になる。さらに肩甲骨を和らげる運動に、背中を丸め伸ばした腕を前に出し、お腹を引っ込めて懐を作るストレッチをする。まさに抱擁の姿そのものである。こうして人間の心は、健康になるのである。

〈ばね指（弾撥指）・手根管症候群〉

(1) ばね指（弾撥指）・手根管症候群の症状

親指に多く発生し指が曲がったまま伸びなくなる。ばね指から始まり、症状が悪化し手根管症候群へと移行し、次第に指全体へと硬直が進んでいく。

(2) 心の分析

発生指が親指であり、物を握る機能に障害を来すことから「持つ」の障害となる。持つといえば欲望である。物欲も、権力も、全て「持つ」と「握る」である。これはまさに人間の欲望の象徴は手であることを物語っている。ということは、持てない、握れないとは、欲望の抑圧ということになる。

では何の欲望か。それは一番手にしたい物、手に入れたい物、握りたい物である。人間が最も強く望む所有と権力は、男性であるならば、金と支配力である。女性が最も手に入れたい物は、ペニスである。そしてその力とは愛の力である。男性は力を物質に変えて兵器を作ったが、女性は物質に変えた物はペニスしかなく、握る物もそれしかなく、手に入れる物もそれしかなく、入れてもらえる私こそ力を持った女性、となる。すなわち愛をもらうこと、愛こそ女性にとって力となる。その力の源であるペニスが握れなくなってしまった病こそ、ばね指であり、手根管症候群である。

(3) 言葉の分析

自分の欲望を抑圧するため、排他的人間になる。思いやりのある他者を優先した親切なお節介な性格になる。常に人を喜ばそうとし、相手の求めている物を察知しプレゼント攻勢をかける。その親切がやがてお節介になり、最後は見切られてしまう。しかしそれまでの配慮と思いやりは、相手の感謝を引き出す。そんな人達の好きな言葉は、「ありがとう」「あなたのお陰です」「感謝します」を自らも口癖にする。

11. 皮膚系

〈かゆみ・湿疹〉

(1) かゆみ・湿疹の症状と原因

かゆみとは、かかずにはいられなくなる皮膚の不快感を指す。痛覚の一種で痛みのごく弱いものとする説がある。皮膚に起こる炎症などによってかゆくなるが、精神的な影響も大きく、気になり出したり緊張したりするとかゆみが増し、ひっかけばさらにかゆみが増す。

湿疹とは、かゆみを伴う赤いブツブツや小さな水疱が現れる皮膚の炎症。

(2) 心の分析

皮膚は、フロイトの定義によれば自我ということになる。

フロイトは、こう述べている。「自我は究極的には身体的な感覚、主として身体の表面に由来する感覚から生まれてくる。自我は身体の表面の精神への投射として心的装置の表面を代表するものとして考えることができる」と。これを踏まえて、ディディエ・アンジューの『皮膚 - 自我』（言叢社、一九九三年刊）を参照して頂ければその辺の経緯が詳しく書かれている。ここでは、皮膚は自我であるという定義に基づいて話したい。

その著書によれば、「かゆみは、自体愛と自己懲罰の堂々巡り的な戯れにおいて、罪と見なされた性的な欲望としか繋がっていない訳ではない。（中略）愛の対象から理解されたいという強い欲求なのである」これがかゆみの本質である。じん麻疹も湿疹もかゆみという点で捉えるならば、この本によると湿疹は、「完全な依存という幼児状態への退行、また心的な落ちこみの苦悩が、身体に転移させられたもの、そして全面的な支援を与えてくれる補助的な自我に対する必死な無言の訴えであると考えられる」とある。

「二歳以下の幼児の湿疹は、母親の側からの優しい包み込むような身体的接触の欠如を示すものなのかもしれない」と続いて書いてある。その母の抱擁と愛撫については、「抱擁の欠如は、生まれつつある精神現象にとって、無意識のうちに他人の身体との接触禁止の早すぎる過度な取り入れとして体験される可能性があり……」と表されている。

この文章は、少し解釈が必要である。愛撫と抱擁の欠如が他人との接触禁止という超自我を形成するとは、年齢的に二～四歳ぐらいと見なさなければならない。なぜならば、罪意識の発生は、法と掟の理解は言語でなされるから、言語を覚え始める二～三歳以上とみなければならない。そのことを踏まえて著者が、早すぎる過度な取り入れと表現したのである。

この仮説は、人間は既に自己保存欲動と共に、自己防衛機制を早期のうちから、心的装置の中に組み入れていることとなる。このことを踏まえるか否かによって、養育の仕方は全く変わってくるであろう。それは、人は愛の対象から理解されたいという強い欲求を幼い時から持っているからである。この欲求は当然ながら、満たされなかったことで傷つく。これは既に自体愛の傷つきと共に、自己愛にも傷が刻まれてしまうということを意味する。

《かゆみのメカニズム》

『皮膚‐自我』によると、かゆみは、「完全な依存という幼児状態の退行」とある。その完全な依存とは、母親（養育者）の世話行動なしには、一瞬も生きられないという状態である。幼児が母に依存しているという状態は、幼児の五知覚に母親の何ものかが知覚されているという状態である。

これは二十四時間、幼児のそばにいるということである。幼児は寄る辺《よるべ》なさの不安を母の声、母の接触、匂い、総じて気配として一瞬もその存在を失うことなく、全身で感じ取りながら生きているのである。それは生後一か月に満たない乳児が、ベビーベッドに横たわるその顔を見つめている母を見返し、その移動と共に母を追尾する眼球運動を行う。すなわち、母を追いかけてそのまなざしを向ける。見えているはずはなく、ただぼんやりとしたそのシルエットを、追いかけている様子が観察される。

この事実をもってして、乳児は母への完全依存状態にあるといえる。この依存を原点として、人は安全と安心の欲求を持つことになる。その欲求に認識能力が高まると共に、母への知覚の情報は、増加、増幅、増強し、温もりや感情、そして皮膚感覚の確かな手応えを学習していく。

そしてその安心と安全の欠如は、『皮膚‐自我』によれば、「母親や家族からの優しく温かい確固とした安心させるような、意味深い接触に出会えなかった場合、かゆみは、まず第一に自分、より詳しく言えば皮膚に注意を引き付ける方法となる」、これがかゆみだと書いている。

このかゆみはさらなる衝迫を生み、その反復へと繋《つな》がる。最初のかゆみが抑圧されていた愛情欲求の蓋を開け、愛されたいエネルギーの活性化をもたらし、反復へと使嗾《しそう》する。これが止まらないかゆみのメカニズムである。

(3) 言葉の分析

「掻きむしられる」「焦る」「肌が合わない」「絡まない」「絡んでくる」「一肌脱ぐ」「肌を合わせる」「鳥肌が立つ」「完膚なきまで」といった皮膚や肌の文字の入った言葉をよく使う。ちなみに、筋力を主体に考える人は、「筋が通らない」「筋道」「筋違い」「一筋縄にはいかない」といった筋肉の言葉をよく使う。

〈魚鱗癬（鮫肌）〉

(1) 魚鱗癬（鮫肌）の症状

皮膚の表面が乾燥して、魚の鱗のような落屑《らくせつ》となり剝がれ落ちる病気、別名鮫肌という。激しい皮膚の痒みを訴え、発疹ができ、それを掻きむしることで剝がれ落ちてくる。それを鱗屑（落屑）という。これは、皮膚表面から角質が大小の破片となって、剝がれ落ちてくるものである。引っ掻くと白い粉が落ちるように感じる。頭のフケも、落屑の一つである。

遺伝性の尋常性魚鱗癬が最も多く、これは乳幼児期に始まり、冬の乾燥した時期に赤く、夏には症状が目立たなくなる。その他に重傷の伴性劣性魚鱗癬などがある。（伴性劣性魚鱗癬も遺伝する）

(2) 心の分析

これらの病名から次の文字が抽出できる。尋常性、伴性、劣性である。尋常とは未熟である。伴性とは常に何かに寄り添っていきたいということを指し示し、劣性は文字通り劣等感を表す。この三つの文字から魚鱗が示しているのは、見捨てられて価値のない劣等感を持った自我を訴えていることになる。魚鱗は冬枯れの田園の中に、一人ポツンと見捨てられた幼子のうずくまり、肩を震わせ呆然と虚空を眺めている姿が浮かぶ。

一言でいうならば、自らを価値のない人間と規定したものが魚鱗である。そしてそこから掻きむしった皮膚が落屑する。すなわち私は屑だった。さらにこれを一言でいえば、自己価値観及び自己評価の低さを物語り、劣等感の塊になってしまう。この人の蘇りは「私は神に愛された人間だ」と叫び、祈り、黙々と生きるしかないのである。

翻ってみれば、この人は仕合わせである。なぜならば、屑という自己規定は自らの再生のために神を呼び出したのである。そして神の子になったのである。自己存在の底辺に身を置き、なおかつそこから生きようと魂を奮い起こさせる契機を作った魚鱗こそ、救いの印だったのである。

(3) 言葉の分析

「最低人間」「人間のクズだ」「最悪」「カッカする」「イライラする」といった言葉を口にしやすい。

〈じん麻疹〉

(1) じん麻疹の症状と原因

皮膚にかゆみを伴い、大小様々な皮疹ができる。アレルギー性じん麻疹や物理性じん麻疹の一つ日光じん麻疹が代表的で、前者は食べ物やほこり、花粉、カビや細菌、動植物などの毒素のアレルギー反応である。後者は太陽光線に直接皮膚がさらされて起こるものである。太陽光線じん麻疹といえる。

そしてもう一つ、心因性じん麻疹がある。これはストレス、転換性障害（ヒステリー）や自律神経失調症などが原因である。

⑵ 心の分析

じん麻疹は、体の様々な部位の表面に赤いブツブツが出現する。このブツブツの意味するものは、言いたいけど言えない「文句」である。なぜならば文句を言う時、人はブツブツと文句を言う。

このブツブツという擬音が発生したもとには、「一つ一つに文句をつける」その一つが些細な、重箱の隅を突くような、米粒のような文句だから、一つ一つという文句の譬えにしたのである。この一粒こそ、ブツブツに転換され「ぶつぶつと文句を言う」というフレーズを作った。これがじん麻疹の原因のもとになる。できた部位によってその文句を特定することはできるが、ここでは触れない。

⑶ 言葉の分析

枝葉末節にこだわるところから、小さいことに気が付く。言い換えれば、何でも気になる、度量の狭い人間である。許すとか、寛容とか、感謝とは程遠い観点から、世界を観ている。彼らの口から出てくる言葉は、否定の言葉の洪水である。しかし、否定を何よりも嫌う彼らは、その言葉をぐっと呑み込んでお腹に仕舞っているために、限界にきた時にブツブツと赤いじん麻疹を出すのである。

〈アトピー性皮膚炎〉

(1) アトピー性皮膚炎の症状

かゆみのある湿疹が生じ、掻いた痕は赤くなったり黒ずんだり、皮膚が苔癬化して強いかゆみを訴える。

(2) 心の分析

一つの症例を基に分析してみる。

《二十七歳、独身女性、親はクライアントが小学校高学年の時離婚、以後母親と二人の生活を続け今日に至る》

二十七歳の彼女は、高校一年生の時から現時点においてもそのアトピー性皮膚炎は改善されず、かゆみは広がり、掻きむしった痕は黒ずみ、その形状は、でこぼこした動物の爬虫類の皮膚に似ている。それを掻き続けると、その苔癬化した皮膚はぼろぼろと落ちてくる。

アトピーの基本はかゆみである。これは愛されたい欲求の表出であり、それが得られる掻きむしりたいほどの衝迫と衝動を、必死に掻き取り削ぎ落としたいという防衛行為である。すなわち、皮膚はその欲求の自我を象徴しているため、それを掻き落とし、なきものとする行為になる。しかし、掻きむしれば掻きむしる程、愛されたい欲求の自我は身体内部からこんこんと湧き上がってくる。

では、彼女が持っているその衝動とは何か。愛されたい欲求といったが、両親が離婚しているのであるから、夫婦愛や家族愛など全く経験していないのは、言うに及ばない。それよりも悲惨な状況が彼女の家庭内にはあった。それは、父はうつ病で、意地悪で、自己中心的で自分だけ悦に入ってしまうどうしようもない、彼女いわく疫病神だった。家族の口癖は、「もったいない、そんな価値がない、金返せ」というほどに、ケチで貧乏性で心配性の中にいた。この心配性は、母が植え付けた。

母は、いつも何か新しいことをやろうとすると「恐い恐い」と手を出すことがなかった。この恐い恐いは、母親の無意味な不安と恐怖を娘に植え付けることになった。思春期に大切な自立の一歩である好奇心と、未来に向かっての可能性と夢を作ることも、その心の形成を一切台なしにしたのである。

こうしてクライアントは小学校高学年より不登校がちとなり、何とか高校時代は登校したが、卒業が精一杯でそれ以後外に出ることはない、引きこもりに入った。こうして母子癒着の、成長しない環境の中にどっぷりと浸かることになった。

母に愛はなく、生きている楽しみもなく、「もったいない、時間がない、金がない」と毎日あくせくと必死に働くのみだった。娘のことは、最低限度の世話に留まり、心を向けることはなかった。こうしてクライアントは、愛と満足と夢を失った。ただ日々、漫然と一日を茫然と過ごし、それを繰り返すのみだった。要約すれば、夢と欲望を失ったのである。

しかし彼女はやはり生きている人間であるために、その若き肉体は性欲を失うことはなかった。

しかしそれを母に伝えることはできなかった。母に従う以外、生きる術《すべ》はないからである。こうして彼女は、自らの欲望を断念し自我を屈折させ、母の言葉に屈してきたのである。

これが身体部位の関節を表す。それゆえにアトピーは、関節部位から始まることが多い。まず肩から二の腕、手首から手の甲、膝、関節の裏、足首まで、脛や臀部は左右とも黒ずみ、それは太ももの裏へと繋《つな》がっている。そして何より最もひどい部位は、首である。耳たぶの周囲から首、肩にかけ裏首筋が真っ赤になる。

これは、滾々《こんこん》と湧き上がってくる性欲に対する抑圧の戦いの結果である。身体が作り出した性欲の信号が脳にいくことを、首の部位で必死に阻んでいる。その戦場のあとが、真っ赤な皮膚炎となって、それを表している。引きこもりのため、対人恐怖や生活、将来、その他諸々の心配ストレスの中、意識は性欲に集中せざるを得なかった。その体中に拡散していく性欲エネルギーを全身で抑圧せざるを得なかった。これが彼女のアトピーの全てであった。

《二十七歳、女性、搔きむしる衝動》

全身アトピーの衝動に、搔きむしるその身体動機と訳はこうだった。

母は娘であるクライアントに関心を寄せることが全くなかったが、クライアントの皮膚が剥離して剝がれ落ちるその皮膚を捲り取るのが何より好きだった。その時だけはクライアントに熱いまなざしと嬉々とした顔で、もっというならば恍惚の表情でその皮を剝いだ。それが、クライアントが母に見た唯一の喜びであり、自分に向けられた唯一のことだった。それによってクライアントは痛みよりも母のまなざしと関心が、唯一無二の自分への愛着と映ったのである。この唯一の愛の再生と再現こそ、掻きむしる行為だった。

クライアントの手は母の手になり、掻きむしられる皮膚は母に愛着された唯一の対象、すなわちクライアント自身だった。一人二役のこの掻きむしりは、母に見捨てられた今となっては、唯一の自己回復の試みだったのだ。

この症例を通してわかることは、身体と心の求める欲求の一致が、いかに難しいかということである。これは女性の場合に多いケースだが、男性の場合は、少し様子が異なる。それは、ラカン理論によれば男は性欲がないために、この抑圧形式から生まれるアトピーはないことになってしまう。にもかかわらず男性のアトピーは存在する。これは、愛情欲求の抑圧と言わざるを得ない。この抑圧だけでも十分に自我は、皮膚である限り、それは叫ぶ。触れて欲しい、包まれたい、温もりが欲しい、母の抱擁を全身で求め叫んでいる姿が、男のアトピー性皮膚炎である。このことから女性の愛は、身体を通して語られ、男の愛は、言葉で語られることが理解できる。ここに男はロマンチストと言われる所以《ゆえん》がある。女性は現実的な愛を求めているということになる。換言すれば、男は言葉で愛を語り、女性は身体で愛を語る。

このことを踏まえて治療は男性の場合、その欲求を言語化することで、女性の場合は抱擁やスキンシップで治療できるということになる。男性の場合でも、未成熟な十代以下では母のスキンシップによって全快したことがある。

高校二年の男子の全身アトピーを、母の毎日のスキンシップによって消した症例がある。これはステロイドを使わずに、ベビーパウダーで行った。すなわちプラセボ効果による治療法である。お母さんが毎日そのパウダーを体中にその手で塗布している時、「これはとってもよく効く薬なの」と言いながら、それを一年余り続けた時に、すっかりアトピーの赤い炎症は消えていた。

この症例が物語るのは、ラカン的にいえば、象徴界を持たない去勢以前の人間にとっては、想像界的暗示が有効であるということである。

(3) 言葉の分析

「もっともっと」

〈尋常性ざ瘡（ニキビ）〉

(1) 尋常性ざ瘡（ニキビ）の症状と原因

皮脂が多い部分に出来る皮疹である。皮脂が溜まって黒く見える黒ニキビと、化膿して中心が白く見える白ニキビがある。

ニキビは毛穴が角質などで塞がれ、中に皮脂が溜まりその部分にアクネ菌が増殖して炎症を起こすものである。

(2) 心の分析

ニキビは、脂が外に排泄できずに生じる。

基本ブツブツは、言葉を象徴する。思春期にそれが多くみられるのは、秘密を持ち始め自己の世界に沈潜して、部屋に閉じこもり、自我の確立をする時期であるからだ。これが意味するものは自我の閉鎖性の確立である。これによって他者との間に明確な、そして確固たる自我境界の形成がされる。

思春期の自我の確立時にみられる自分自身に深く没頭するという姿勢は、「私は何者か」の問いによる。これを自我同一性の確立に向けての青年期の苦悩という。この苦悩にぶち当たった時、深く自己自身に沈潜できるだけの自我、すなわち個性を持っていなければならない。

この問いのない人には、沈潜すべき自我という容器が存在しないために、脂質は体内に留まることなく体外へと浮上し表出されてしまう。しかし自我境界の未熟さが辛うじて角質がその代理をし、毛穴を塞ぐのである。これが未成熟な自我におけるギリギリの自我境界の形成だったのである。

ニキビは、青年期の「私とは何者か」という自我確立に向けての解答を見出せず、苦し紛れのその場しのぎの解答である。自我境界が形成されるとは、他者との、また社会との確執がなくなるということである。この確執は、まさに皮膚の角質を表す。象徴的に対人や世界との葛藤を処理できなければ、心の垢は溜まらない。しかしそれが言葉で処理できなければ「論理的に、知性的に、合理的に」垢はその自我に溜まることになる。それが角質によって外に出られず炎症を起こしニキビとなる。

結局ニキビは、自我境界の脆弱性の身体的表現であるといえる。自我は個性といった。個性は顔で表される。ゆえにニキビは顔を舞台に表出されるのである。他人及び社会に対する確執とは、構成なき自我、すなわち自我境界の脆弱性は、呑み込まれ不安を招来し、その防衛としてニキビで心理防衛するしかない。象徴界なき人達の症状である。言い換えれば、自我同一性の挫折による、苦し紛れの防衛になるのである。

(3) 言葉の分析

中一の少女が、ある日突然髪の毛を中央から左右に黄色と緑に染め分けた。これこそ「あなた色には染まらない」という反抗であり、自己主張である。誰に対しての自己主張か。もちろん子供を支配してくる口うるさい母に対してである。その呑み込まれ不安の防衛として「私はあなたと一線を画す」と主張する髪の染め方であった。

この子はニキビが顔全体を覆いひどいものであった。彼女の口から出る言葉は、まともに反抗できないために、ブツブツと聞こえないような声で呟くしかできない。母は口やかましく娘の言うことを最後まで聞かずに被せるように自分の意見を一方的に述べる。まさに、娘の口を塞ぐ母の言葉である。これは毛穴を塞ぐ角質に相当する。こうして口を塞がれた子供は口の中で口ごもりブツブツと呟くしか、ニキビをブツブツと作るしかない。

〈癤《せつ》（おでき）・癰《よう》〉

(1) 癤《せつ》（おでき）・癰《よう》の症状と原因

癤は、通称おできのこと。毛穴のある皮膚ならどこにでもできる。癰は、癤が複数集合してできるもので、より広範囲にわたり、腫れと痛みも激しくなる。時に発熱も伴う。
化膿菌が感染して毛嚢炎を起こし、それが化膿したものが、癤である。

(2) 心の分析

おできの元には、化膿菌があった。これは「可能・菌」と書ける。できることが許されず、挑戦とか、試みるとか、新しいことに一歩踏み出す自由と好奇心の発展を許されることなく、その可能性の芽を摘まれて塞がれた人が、反発も反抗もできずに何も言えないまま、うつうつとした日々のその積み重ねによって化膿菌は蓄積され、癤ができる。癤は、節が病垂でその病を示す。ということは、節目のない病ということになる。これを精神発達論でいえば、節目のない養育史ということになる。これは、反抗期のなかった養育史をいう。親に反抗できずに、唯々諾々といい子を演じてきた人のことである。「僕はこれをする」と言えずに、親の言いなりに自我を通さず、それを塞いで作り笑いをして親の顔色を窺《うかが》い、ビクビクと生きてきたのである。これが癤である。この癤がさらに広範囲にわたり、すなわち長期間にわたる自我の抑圧は、癰を作ってしまう。

癰の病垂を取ると雝の字となり、いだく、抱きかかえるなどの意味がある。これに病垂が付けば、抱え込むことの病ということになる。この雝に病垂でなく手偏を付けると擁となる。これは抱擁という文字の、抱きしめられる仕合わせに浴することのなかった癰である。

養育史の幼児期に置き換えれば、この擁は母とのスキンシップのことである。抱き癖がつくほど、抱っこされることのなかった皮膚が、「お母さん抱いて」と叫んでいる病である。ゆえに病垂がついて癰となってしまったのである。

おできは、癰と癤であるから夭折となる。夭は、和らぐ、のびやかの意味がある。そして、しなやかで若々しさを意味する。そこで夭折は、若死の意味になった。若くして死んでしまったことをおできが象徴している。何が死んだのか、欲望を持つ主体が抹殺されたのである。

その痕跡がこの癰と癤である。自分は何でもできる人間であったはずなのに、そうではなく、おできができてしまったのである。できる人間ではなく、でき者になってしまった。

(3) 言葉の分析

「俺はできる人間」「でき心」「できレース」「でべそ」「でしゃばる」「できちゃった結婚」といった、自らが何でもできる人間だと、その有能性を誇示しようとする言葉を使う。

〈帯状疱疹〉

(1) 帯状疱疹の症状と原因

皮膚に水疱が現れ、ピリピリした痛みや不快感を自覚する。その後赤い小さな水疱となり、それが広がり激痛に変わる。水疱や痛み、かゆみは体の片方だけ現れるのが特徴。一般的に腰の辺りに帯状に広がって見えるところから帯状疱疹といわれる。これは水疱瘡の潜伏したウイルスが原因である。

(2) 心の分析

疱疹はヘルペスという。これには帯状疱疹以外に、単純疱疹、疱疹性歯肉口内炎などがある。帯状疱疹は元々、水痘・帯状疱疹ウイルスが原因で起きる。いわゆる水疱瘡の原因菌による。この潜伏は、免疫力の低下した五十歳以上の人に発症しやすい。本来、十歳未満で罹患する水疱瘡の菌が、およそ四十年以上の潜伏を経て、すなわちその沈黙を破り叫び出したのが、このヘルペスである。

ということは、十歳未満の時の自我の叫びを聞けばよい。それはこの疱という文字にある。疱は病垂に包むということになる。包まれる病とは、お母さんの優しいまなざしと思いやり、そして愛の包容力不足による病ということになる。もっと包まれたかったという四十年を経ての叫びなのである。

包むに手偏を付けると抱くという文字になる。これにおできの項で説明した擁を足すと、抱擁という文字になる。いずれにしても、おできもヘルペスも抱擁力不足ということになる。

要するに、母親があまり抱っこしなかったということである。欠如したものが欲望になるという点においては、この疱疹も包まれることの、そして温もりの欠如を物語るものである。ヘルペス性歯肉口内炎、いわゆる口唇ヘルペスは、母親への乳房の愛着と接触を求める症状である。

(3) 言葉の分析

この症状を表す人は、言葉よりも行動が先行する。その動機は、「甘える」である。甘えの行動が先行し、言葉は幼児語になる。特に人を呼ぶ時に「〇〇ちゃん」という。他者を幼子や子供にしてしまうのである。それは自らが幼稚だからである。

〈血管腫〉

(1) 血管腫の症状

血管内皮細胞が異常増殖する小児の腫瘍で、皮膚表面の血管腫では鮮やかな深紅色の隆起が見られる。血管腫には様々なものがあり、この赤みはニキビやホクロとは違って、ある日突然顔に、もしくは体の他の部位に現れる。

老人性血管腫は、皮膚の中の毛細血管が広がり異常に増殖することで発生する。赤いホクロのようなもので、主に顔、胸元、背中、腕などが好発部位だが、からだ中どこにでもできる。大きさは数ミリ程度で痛みやかゆみはない。

(2) 心の分析

たくさんある血管腫の中の後天性のものの一つに老人性血管腫がある。それは老人のみならず、実際は思春期頃の若年層から発症することもある。老人なら問題はないが、若年層、十代後半から二十代まで、もしくは三十代くらいまでが、この症状を呈する場合、この患者達は「若くして朽ちたり」ということになる。なぜならば皮膚は自我であるから、活き活きとした青年期を輝きながら生きていい年頃なのに、肌はくすみ、生気を失い、老人性血管腫を表している。それはまさに、若くして老成の境地にいることを表す。すなわち夢も希望もない老後を、既に若くして味わっているということである。

彼らの頭の中には未来への希望はなく、年金をもらう年頃のことについて心を悩ましているのである。クライアントは、二十代なのに「七十になったらどうしよう」と老後の心配をしていた。そのクライアントはこの血管腫を顔に表したのである。

(3) 言葉の分析

「若くして朽ちたり」を、全身の皮膚に及ぼし、皮膚の老化を来し血管の老化へと繋がる老成意識から、つい、心にストップをかけてしまう。この成長への反抗の言葉が主体となる。「止めて」「できない」「したくない」「無理」といった自己否定的な言葉となる。

〈白癬（水虫）〉

(1) 白癬（水虫）の症状と原因

指の間がふやけたりただれてかゆくなる趾間型と、足の裏に小さな水疱ができる小水疱型と、足の裏の角質が分厚くなってガサガサになる角質増殖型がある。原因は、真菌の一種、白癬菌が皮膚に感染して起きるものである。

(2) 心の分析

水虫は文字が示している通り、水を無視したところから生じたものである。それを物語るのは、小水疱型である。小水は小便を意味し、自由に放尿できなかった我慢とおむつの取り替えを省略されて、いつもジメジメした中に放尿していたことから、正常な放尿による心地よさを体験できなかったことを表す。

精神分析では、この排尿の快を尿道愛という。この尿道愛の抑圧と障害が、小水疱型の水虫である。人間にとって生殖器は、隠すべきもの、露《あら》わにしてはいけない罪の象徴であるとされてきた。そこにタブーが生まれ、汚れが生まれ、罪が生まれた。そこに触れることに何らかの罪悪感を感じてしまうのは、この文化のためである。

文化とは、家庭伝統の言い伝えである。これを因習・文化という。人は自らが価値を作る前に、因習・文化の洗礼を受けその中で価値を構成し、自らを統合していかなければならない、複雑な存在である。私が私だけの価値観でシンプルに自己を構成することはできないのである。この尿道愛は、因習・文化に関係なく私の快である。それが抑圧されてしまうのである。そのため、水虫が発生する部位は、隠された所、足の裏や指の股になってしまうのである。

そもそも尿道愛とは何か。精神分析でいえば、排尿によるリビドー充足の一様式を指す。男根期にはその部位にリビドーが集中する。子供と大人の両方に存在する。排尿と結びついた攻撃的、浸食的で本質的にサディスティックな空想を抱かせる。それが尿道愛のメカニズムである。

その対象はない。放尿そのものがもたらす快が目的である。ただ出せばいいのである。好きな所に、好きな時に、好きなだけ出せればそれで満足なのである。ありていにいえば、赤ちゃんのおしっこの生理現象そのものである。おむつの中に出しているのと同じ条件である。

しかし大人になれば決められた場所、決められた時に放出しなければならないという制限を受ける。好きな時にという自由は剝奪され、通称立ちションは禁止される。

水虫は畢竟、自由の剝奪ということになる。人間の基本的人権である自由が束縛されたり、侵されていることへの異議を感じつつも、それに服従しなければならない自我を選択した時に、無意識は水虫となって叫ぶ。

(3) 言葉の分析

自由をテーマに生きているために、制限や束縛に対する言葉に敏感である。その言葉は、「なんで言ってくれなかったの」「前もって」「私もそう思う」とか、対等や服従から逃れる言葉として、先回りの言葉をよく使う。そして何より思ったことをすぐに言葉にしてしまう。吟味、配慮、熟慮がなく、半ば衝動的に近い程に、言葉を吟味なしに放出する。これこそ言葉による尿道愛である。身体でいえば頻尿になる。

〈円形脱毛症〉

(1) 円形脱毛症の症状と原因

毛髪が円形に抜け落ちる。硬貨ぐらいのものがいくつもできたり、それが頭部全体に及ぶものまでいくつかのタイプがある。

原因としてストレスや自己免疫力の低下、その他が挙げられているが、完全には解明されていない。

(2) 心の分析

精神分析的に考えれば、毛髪は命の象徴といわれる。それは、日々成長して伸びていく生き物のように捉えられるからである。なぜならば、生命の定義は変化と成長である。生命のダイナミズムを、最も視覚的にわかりやすく表現しているのが毛髪である。

抜けては生え、生えては抜ける。この毛髪の生と死の繰り返しは、命そのもののサイクルと重なる。よって分析では毛髪を生きんとする意志と喜びと成長への意欲と見なす。心の分析としては、円形脱毛は、抜けたままで再生が行われない局所的状態である。

これはその頭皮の部分的死を意味する。何から逃避したのか、それはもちろん生きるという、生きんとする意志と、意欲と、喜びの停止を意味する。すなわち心的にはうつである。よって円形脱毛はうつ病の前景を成して、本来の心的うつ病を覆い隠す仮面の機能を成している。

うつ病とは、生きる意欲を失った心的エネルギーの停止と、機能不全を意味する。ここでは生きんとする意志は、現実からの逃避に使われてしまったがゆえに、自己免疫力、すなわち非我として自ら構築したそれが回帰してきたにもかかわらず、それを受け入れず逃げてしまったのである。これが心の死を意味する。回帰してきた自我は、一つではなく複数に及ぶであろう。

様々な自我をないことにして生きてきたが、避けられない事態になったにもかかわらず、それでも逃げてしまう自己を活かし切れない、まさに自己を守れない。成長させることができない免疫不全状態である。それを円形脱毛は、「お前の思考は停止している」と、再生しない毛髪で訴えているのである。それを無視し続けるために、いくつも円形脱毛は姿を現す。

これも一つの姿を変えた緩やかな自殺未遂であると言わざるを得ない。生きる意志と実行力を持ち、再び人生に向かってその新しい第一歩を踏み出した時に、毛髪は、すなわち命は再生される。

(3) 言葉の分析

発言が一貫せず、語ることがころころと変わる。セルフは固定されず、あちこちの自我に同一化してその位置を定めることなく流浪する。突然話題が変わったり、思いつきで唐突に語る。そして、結局「その上」と言った接続詞は使われず、「ところで」「そんなことより」「結局」「でも」「しかし」といった文脈の繫がらない接続詞を使い、会話は嚙み合わない。このコミュニケーションは、他の病気にも見られたコミュニケーション障害と同等である。

〈巻き爪〉

(1) 巻き爪の症状と原因

多くは足の親指の爪が、指を巻き込むように皮膚に食い込んでいき、炎症を起こし化膿して激しい痛みとなる。

(2) 心の分析

これは文字通り、親に巻き込まれている。親の言いなりになっている、いわゆる親に呑み込まれている人の症状である。自我が未成熟なために自己主張ができず、自己の判断もできず、他者の言いなりになるしかない。主体性のない存在であることを表している。このような人を動かすのは、ルール、習慣、因習、文化、法律、掟などので、それに従い判断し考え、それをあたかも自分の考えや判断のごとく思い込み、親に巻き込まれていることなど微塵の自覚もなく生きている人である。

(3) 言葉の分析

この人の典型的な言葉は、何か尋ねると「親に訊いてくれ」と答える。判断を仰ぐと、規則や法律などの条文から判断する。全く融通のきかない人である。自分の言葉を持たないために、格言や他者の言ったことや法律、規則を持ち出して教条的に上から物言いをする。

〈顔面神経麻痺〉

(1) 顔面神経麻痺の症状

顔面の表情筋が麻痺し、口を開閉する、まぶたをきちんと閉じるといったことがスムースにできなくなる。口を閉じられないためによだれが出てしまったり、まぶたが勝手に降りてきて閉じてしまったり、開いたままで閉じられない、といった症状をみせる。顔の片側、または一部に現れることが多い。

(2) 心の分析

顔面神経が麻痺すれば、症状で現れているようによだれを垂らすか、まぶたを閉じて寝ているといったふうになり、挙句、表情を作れずに能面のようになってしまうことから、赤ちゃんと眠りとそして無表情な化石化したところへ退行していることになる。よだれを垂らしている時点で赤ちゃん返りであり、勝手にまぶたが閉じられることから、眠りと脳死状態を表す。これは死への回避である。そして、無表情は感情麻痺である。

これには痛みの麻痺も伴っている。五十代にこの症状を見せた男性は、小学校一、二年の頃に手を深々と切り、出血の止まらない手をポケットに入れたまま平然としていたところ、血がポケットから垂れ落ちるのを見た親がそれに気付くというエピソードがある。本人に訊けば、我慢していたのではなく痛みを感じなかったという。

この男性が後年顔面麻痺になった。そしてアルコールの過剰摂取により、自宅のトイレで意識を失い救急車で搬送された。病院で気が付いた時に紙おむつを穿かされていたと言った。まさに赤ちゃんへの退行を現象化したのである。

普段、この男性は滅多に笑うことはない。そして、現実から目を背けてゲームの世界に埋没している。この男性に求められているのは、現実を見よ！ である。それからの逃避としては、まぶたが自然に落ちてくるのである。これらのことを文字でいえば、「現実逃避」ということになる。

とうとう防衛し切れずに、麻痺の道を選んだのである。肩への神経ブロック注射を打ち過ぎて、最後には痙攣を起こし、その治療を止めたという顚末がある。

(3) 言葉の分析

基本的には無駄口をきかず、無口である。何を考えているかわからないといったふうである。

〈眼瞼下垂〉

(1) 眼瞼下垂の症状

上まぶたが弛んで眼にかぶさるようになる。眉を上げないと目を開けにくくなる。肩こりや頭痛、不眠、便秘などの自律神経失調症状を伴うこともある。

(2) 心の分析

たかが、まぶたが下がって目が開けにくくなるだけで、どうして自律神経失調症になるのか。目を閉じる、すなわち現実から遮断する。現実を見ない、見えない、見たくない、その心の表れがこの眼瞼下垂とするならば、見たくない現実に身を置く人は、心はうつになる。現実を閉ざし、心を閉ざし、悩み苦しみの中から逃避する遮断として現実に目をつぶる、すなわち見ないことに、なかったことにしてしまう心の防衛が、自律神経失調症を招く。それは現実と自己との間の葛藤が頭痛や肩こりとなって現れ、不満や怒り、弱音や愚痴などは言えず、じっと我慢するその心は便秘を招く。

しかし、容赦なく迫ってくる現実から目をそらすことはできない。そこで耐え切れなくなった心は、自動的にシャッターを下ろす。現実を塞ぐシャッターとは、まぶたのことである。あまりにも苛烈な現実に直面すると眼瞼は痙攣してしまう。そして完全に閉じてしまう。これを眼瞼痙攣という。

(3) 言葉の分析

「見なきゃよかった」「知らなければよかった」「見たくない」「忘れた」「覚えてない」という現実否認や逃避の言葉をよく使う。

12. 眼科領域

〈麦粒腫（ものもらい）〉

(1) 麦粒腫（ものもらい）の症状と原因

「めんぼ」「めばちこ」とも呼ばれる。まぶたの内側か外側が赤く腫れ、化膿して痛みを伴う。

これはまぶたの皮脂腺に細菌が感染して炎症を起こすもので、感染症である。要は、外からやってくる菌に対して炎症を起こした細菌症である。

(2) 心の分析

ものもらいという俗称は「物貰い」と書く。この字の通り乞食である。

昭和の初期は貧しい国民生活であり、物乞いをする人は、珍しくなかった。しかし現代において、この乞食という言葉は、心の貧しさを指している。ものもらいとは、常に欲しい欲しいと心が物乞いをしていることを表す。

これだけ豊かな日本において、何が欲しいのだろう。ものもらいが語るその欲しい物とは、甘えと愛である。現代人の多くは愛を乞う人達であふれかえっている。しかし、そのような人達が全てものもらいを患っているわけではない。

では、本当に愛を乞う人達はいないのであろうか。否、これだけ豊かになった日本の中で愛がないと知っているのである。ゆえに愛を求めることを忘れ、物乞い本来の物欲と飢餓解消を目指して、豊かで飽食な日々を送っている。愛は、この二つに置き換えられた。今時ものもらいを患うことが珍しいのかもしれない。どうしても得られない心の渇きと欠乏は、ものもらいとなって表れるはずなのに……これは喜ばしいことなのか、嘆かわしいことなのか、それとも幸せなのか、不幸なのか、ものもらいを患った人に訊いてみたい。

(3) 言葉の分析

「ちょうだい」「私も欲しい」「プレゼント」「お土産、忘れないでね」といった、おねだり言葉が上手である。「明日誕生日なの」とか、記念日をアピールしてプレゼントを暗に要求する。おねだり上手である。

〈白内障（白そこひ）〉

(1) 白内障（白そこひ）の症状

視界が全体的に白っぽくなり、はっきり見えず、眩しさを感じるようになるのが主症状である。

(2) 心の分析

この症状は全体が白っぽく見え、乳白色の環境の中に身を置いているかのような状態である。それが意味するものは胎内である。胎児は、視覚は完全な機能を持ち得ず、出産後もしばらくは世界が乳白色に見えるといわれている。

この場所に回帰したのが白内障である。これも一種の退行である。自らが必死に頑張って生きてきた人生の終わりに垣間見たのは、否、人生の意味、全く知らない茫然とした無意味な幸せに、すなわち意味に悩まされることのない平穏な心の状態に回帰したのである。

そもそも白内障とは、水晶体が乳白色の膜に覆われたような状態をいう。その膜はまるで豆乳の上面に生じた薄い皮の湯葉のように見える。

豆乳が水晶体で、乳白色の皮膜が湯葉である。湯葉を広辞苑で引くと「うば」とある。この「うば」は、①酒・酢などをかもす時、表面にできるあくのようなもの。②湯葉に同じ、とある。湯葉は、うばになり、うばは、乳母になる。正に胎内回帰であり、新生児そのものの欲望、すなわち母乳を持つ母に恋い焦がれ、求め求めて手に入らなかった豆乳ではなく、母乳の欠如を白内障は表している。

(3) 言葉の分析

「あっ、そうなん」という。その人は遭難しているのである。母にはぐれて寄る辺《よべ》なく危機に瀕している瀕死の状態で、日々必死に生き延びている。しかし、その力も尽き先が見えた時、世界はまっ白になる。これはある種の救済である。なぜならば、自分が遭難しているその場所を認識できないことからくる無知の安心だからである。

もう何も見えない、見る必要がない、見たくないものもまっ白に統一され、世界は単一になった。唯、何もなかった、という安心がある。人間のある意味究極の仕合わせは、白内障の症状にあるかもしれない。

〈緑内障（青そこひ）〉

(1) 緑内障（青そこひ）の症状と原因

視野が狭くなり、視力が落ちる。眼圧は目の中の水（房水）の量で決まるが、房水の排水路機能に障害が生じると眼圧に異常が起こる。眼圧の高低異常により生じるのが緑内障である。ただし、眼圧が正常であっても緑内障になる場合もある。

(2) 心の分析

症状から機能障害を生じさせている言語をピックアップすると、まず視野狭窄、排水路、眼圧、これらの文字が複雑に組み合わされ作り出している症状となる。そしてさらに、未だ医学的にその原因は定かにはなっていない。眼圧が正常でも緑内障になり、眼圧が高くても正常な場合もある。このように原因は特定できず、現在の見解は遺伝的素因や、環境因子、加齢変化が発病の原因とされている。全く原因がわかってないと言っていい。

ここでは、精神分析の視点から原因を特定してみたい。緑内障は結局、視野狭窄、もしくは視野欠損である。見える世界の人為的操作による視覚異常といえる。見たい物だけを見て、見たくない物は視界から排除する。日常よくあることだが、見れども見えずという現象がある。

私のクライアントで、経理の帳簿をつけていた時に、電卓を探した。机の上を見ても周辺を見ても見つからなかった。諦めて机に戻り椅子に座った時、机のど真ん中にその電卓はあった。クライアントいわく、「よっぽど残業がしたくなかったんですね」と言った。彼が一人居残って残業していた時の話である。ちなみにこの電卓は、B5サイズ程ある。決して彼は緑内障ではなかった。視野の一部が欠損しているわけでもなかった。

とするならば、視野狭窄を、否、その物だけを排除する、見れども見えずという特殊能力、これを精神分析では、錯誤行為という。かつて、地震学者のある教授がコンクリートの断層を、地震を引き起こす地殻断層と見なしてしまった。その誤認を記者会見でこう語っていた。「私はどうも見たいものを見てしまったようです」。これは、私の先程のクライアントの逆の例である。

人間はこのようにして、カメラのようにあるがままを見ているわけでも、写し撮っているわけでもないのである。人が最後に見るものは、見たいものを見て死んでいくのだとその時思った。緑内障の人達は、削除という形でしか世界を見ることが、すなわち自らの人生を眺めることができなくなってしまった、追い詰められた人である。

(3) 言葉の分析

「こうでしょう」「そうでしょう」「それに違いない」「そんな筈はない」「見えてなかった」「それは違うでしょう」と、自らの見た世界を間違いなく全てだと思い込んで断定的に言ってしまう。世界の中心に、自分の考えの中心が位置してしまい、自分の見た世界を絶対だと思い込んでしまっている。その過ちに気付かない、断定的な語りをする。本人にとっては、それは確信であり間違えようのない、揺るぎない信念に変貌している。それは過ちだと認めることはしない。

〈網膜剥離〉

(1) 網膜剥離の症状

よい方の目を閉じると、視野の一部に黒いカーテンがかかったように見にくくなり、網膜剥離が中心部まで広がると急激に視力が低下する。

(2) 心の分析

剝離といえば、精神分析用語で母性剝奪という概念がある。これは、人は寄る辺なき存在として必然的にその保護者が備わっているという、前提概念に立っている発達論である。いわば、母親が子供を守り擁護するということが、当たり前で当然だという赤ん坊の側からの視点であり理論である。ゆえに、その母性的庇護が備わっていない場合、これを母性剝奪という。無理やりに母から引き裂かれたという概念である。

この剝奪は、後の心の形成に大きく関与する。どう関与するか。それは、安心と安全の剝奪であり、不信と不安の心の基礎を作ってしまうことになる。子供にとって、その時点で人生の幕が下りたのである。まさに、網膜剝離の視界に黒い幕が下りたのと同様である。

網膜剝離、すなわち母性剝奪は数十年の後に、こうして目の前に黒いカーテンが垂れ下がることで世界を閉じるのである。それを教えてくれるのがこの網膜剝離である。そして数十年持たない場合がある。生きるエネルギーの限界が四十五歳である、という臨床データーがある。このデーターは私の二十五年にわたる臨床経験から得たものである。これは母性剝奪による四十五歳終焉理論である。これには幅があり五十二歳を区切りとする。

一症例を示そう。

《五十一歳、飲食店経営のSさん、独身女性》

五十歳の冬、飛蚊症から始まり目の中に水泡が見えるようになった。それが網膜剝離の前兆だった。年が明け、遂に視界は春が来る前に真っ暗になった。それは左目だった。緊急手術によって回復したが、一か月間Sさんは病院のベッドにうつ伏せで寝ることになった。この姿はうつ病の姿勢である。腹這いは匍匐前進、這いつくばって地面しか見えず、うつ伏せは何者かによって押しつぶされた姿勢に他ならない。前も上も見ることができない。視線が物語るのは下だけを見よ、ということになる。未来や希望を塞がれた自己の人生が、この姿に表れていた。ということは、十分な母性行動による母からの世話を受けていない、そして父が不在の養育史が見える。

父は母性のない母に代わって家事全般をこなした。特に料理は上手で、全く台所に立たない母に代わってその役を務めた。しかしこの父は、アルコール依存と家庭内暴力で惨憺たる家庭であった。その中で彼女は育った。

母は車を運転するが、ある時交通事故を起こし傷害致死の過失を起こしている。これは母の攻撃性を物語る。母性の主体は対立ではなく、受容であらねばならない。要するに父と母は性別とは逆の性を持った逆さま夫婦だった。

このような家庭状況の中で、Sさんは母の世話をし、家庭をまとめなければならない一家の大黒柱へと祭り上げられたのである。それゆえ結婚もせず事業を起こし、一家を支えてきた。その挙句、四十七歳の時に右内頸動脈剥離症が彼女を突然襲って、危篤状態に陥った。しかし彼女は何の後遺症も残さず、奇跡の復活を遂げたのである。そして四年後再び病に襲われる。それが網膜剥離だった。

この二つの病に共通しているのは「剥」という文字である。彼女にそれを告げた時に、全く共通している文字があることに気付いていなかった。剝という文字を説明した時に彼女は母性剝奪を理解した。そのSさんは今、母の通院に片道百キロ、往復二百キロを苦もなく送迎している。「すまないね。私があなたの病を代わってあげられたら」と殊勝なことを言い、おにぎり二個と卵焼きを作って持ってくる母を見て、Sさんは苦笑いしていた。「母ができる料理の全てがこれなんです。おにぎりと卵焼きだけなんです」と苦笑いに近い笑みを浮かべて語ったのである。

(3) 言葉の分析

「夢も希望もない」「お先真っ暗」「滅入る」「恐い恐い」「信じられない」「わけわかんない」などの希望のなさと不安感を伴った言葉をよく使う。

13. 耳鼻咽喉系

〈中耳炎〉

(1) 中耳炎の症状と原因

急性中耳炎は耳が激しく痛み、発熱が伴い難聴になる。化膿して膿が鼓膜を破り耳鳴りが出ることもある。中耳炎には、滲出性、慢性、真珠腫性、癒着性といった亜型が存在する。ここでは中耳炎として総括して見る。

細菌やウイルスが耳管から入り込み中耳に感染することで起こる。いずれの中耳炎にしても、治療は、細菌の炎症を軽減する治療薬の抗生物質が基本となり、その他手術が必要な場合もある。

(2) 心の分析

真珠腫性中耳炎が語るこの真珠は、聴くことの核、すなわち聴いてもらえるの核がなく、その代わりに聴いてもらえない核がそこに埋め込まれ、その思いが成長し耳を塞ぎ、聞こえなくなり、遂には聴覚を失ってしまう。この耳垢栓塞にも似た耳を塞いでしまう、すなわち聞こえなくなってしまう状態が、まさに中耳炎で表現されている。

中耳腔に滲出液が溜まって耳腔を塞ぎ難聴になる。いずれにしても耳を塞ぐには垢であったり、真珠腫であったりするわけで、果ては癒着性により耳を塞ぐ。いわば、閉じてしまう症状となる。いずれにしても中耳炎は耳を塞ぐに尽きる。目を覆いたい惨状という表現があるが、聴覚の場合は、耳を塞ぎたい言葉と声があることを中耳炎が示している。耳の惨状、それは意味のない怒鳴り声、そして母のヒステリックな金切り声、親の「そんな子供はいらない」という見捨て言葉を浴びせられた耳を覆いたくなるような惨状がそこに見える。

(3) 言葉の分析

「聞きたくない」「言わないで」「聞かせないで」「耳が痛い」「耳障り」「耳にたこができる」「耳をつぶす（聞いていながら聞こえないふりをする）」最後に、他人の苦言や釈明、弁解などを聞こうとしない拒絶的、拒否的態度の人の言う言葉「聞く耳を持たぬ」である。聞く耳がないならば聞こえる耳は必要ない。こうして耳が塞がるのである。人の苦言はありがたく思って聞くことが、この病気の予防策である。

〈めまい・メニエール病・良性発作頭位めまい〉

(1) 総体的症状

じっとしているのに、体が回転しているように感じる回転性めまいと、フラフラする動揺性めまいがある。

メニエール病は、回転性を繰り返し、難聴や耳鳴り、冷や汗、吐き気を催すのが特徴である。良性発作性頭位めまいは、頭の位置を動かすことなどで起こり、すぐに治まるめまい。耳鳴りや難聴はない。これを、健康のめまいという。

(2) 心の分析

めまいの四割は健康的なめまいといわれている。内耳の異常や脳の異常からくるものは除いて、一過性のめまいを考えてみる。

めまいの外来でそれを検査する方法として、目を開けて直立し、体のふらつきを見る。そしてその場所で目を閉じる。その時のふらつきを検査する。多少なりとも誰もが目を閉じた時は体が揺れるが、めまいの症状のある人は大きく体がふらつき、その定点からずれてしまう。この直立の安定度を体幹で表現する。体の軸、すなわち体幹が自覚されている人は、正に軸のブレがなく、しっかりとそこに屹立している。

この軸とはその人の生きる意味、生きる目標、目的を明確に持っていることを指す。生き方の明確さと不動の精神を心の軸といい、身体でいうならば体幹になる。この体幹イメージの脆弱さは、そのまま心の脆弱性に繋がり、自己のプライドや生き方、価値観などを否定され、その言葉にぐらついた時めまいが生じる。心の軸がぶれ、体幹が揺らいだのである。

これで起きるめまいを健康なめまいという。それは体に原因がないからである。

ある八十歳近い老職人が自信をもって仕事をしてきたが、次世代の台頭を目の当たりにした時、めまいが生じた。布団から起き上がれず、そこで用足しをしてしまう程、めまいに襲われた。しかしその現実を受け入れた時に、その男性職人は起き上がることができた。

医学的には、耳石の移動や落下によるもので、石がズレたのである。それはそのまま意志のブレであった。意志とはそもそもそこを動かない、一点を見つめる心のことである。その一点の文字が、例えば自尊心、自信、自己愛であり、その文字を見失った瞬間、めまいが生じる。意志はその対象を失い、耳石の石が剝がれ落ちるのである。これを意志薄弱という。

めまいの予防は、意志をしっかり持つことである。これはセラピーによって実践されている。目標、目的を見失った三十代保育士女性が、このめまいに襲われ、意志をしっかり持ち現実から目を逸らすことなく、それと向き合うことに心を決めた時、めまいは止まった。セラピー終了後、一、二時間後にメールで報告があったが、めまいが止まりましたと、喜びの声が聞こえるような文面であった。

(3) 言葉の分析

「目が回る」「目が眩《くら》む」「目障り」。目まぐるしい日常の中で、心も体も疲れ、最後には焦点が定まらず、目が泳いで回り出す。

〈鼻アレルギー(アレルギー性鼻炎)〉

(1) 鼻アレルギー(アレルギー性鼻炎)の症状と原因

主な症状は、くしゃみ、鼻水、鼻づまりである。花粉症は、季節性アレルギー性鼻炎である。症状はアレルギー性鼻炎と同様だが、目のかゆみが加わる。

抗原に対しての抗体過剰反応である。アレルギーを起こす抗原をアレルゲンという。この主なものは室内の埃、ダニ、カビ、ペットの毛、花粉などである。その異物に対する拒絶反応がアレルギーである。

(2) 心の分析

アレルギーを起こす異物とは鼻の意味に対するアンチを指す。すなわち、反意味である。

鼻にまつわる言葉として「鼻息が荒い」「鼻が高い」「鼻であしらう」「鼻で笑う」「鼻持ちならない」などがあるように、傲慢な人を表す。それゆえ鼻をへこますことが大好きである。そしてどこにでも鼻を突っ込み、木で鼻をくくる態度をとる。そして最後には、鼻も引っかけない人として他人の鼻を折り、我が身の強さだけを誇示する鼻につく人間となるのである。

この人を一言で言い表せば、傲慢である。自らの存在を驕り、高ぶり、慢心の境地にいる人をそういうのである。鼻高々、声高らかに自己愛を標榜し、周囲を睥睨《へいげい》する人となる。我は天下人なりと言わんばかりに周囲を威圧して自らの力を誇示し、その頭脳を衒《てら》う。

こうして自己愛を誇示し押しつけたものの、その効果と周囲の反応のなさに、自己愛が打ち砕かれた時に、鼻アレルギーは発生する。自己愛の強弱はともあれ、その示威行動の有無にもかかわらず、心の中で最も大切にしている自己愛が無視されたり、否定された時に鼻炎は始まる。

すなわち、その発生現場は必ず特定できる。いつ、誰に、どんな言葉で否定されたかがわかれば、アレルギー性の鼻炎は解消できる。その現場で抹殺された主体を甦らせればいいのだから。

分析者はこう言う。「あなたはその時、その場所で、○○と言われ、主体を抹殺されたんですね」。この言葉にクライアントは自らの死体を抱き上げ、「私は生きている。誰にも私は傷つけられない。私は私だから」と言って自らを復活させるのである。この分析法が最も適切なのは、花粉症の人達である。

(3) 言葉の分析

鼻は自己愛の象徴であった。「鼻が高い」という言葉が最もそれを端的に表している。これが三高と言われる、高学歴、高収入、高身長が、自己愛を満たす男女共に条件となっている。自己愛とは優越感と自己満足である。これをひけらかすことが鼻で表現されている。それゆえに鼻っ柱が強く、結局は周囲から鼻摘みにされる。

この摘むという動詞が、表情、ボディーランゲージの読み取りとして、指で鼻に触れる仕草は、自慢を語っているという解釈になる。これがアレルギー性鼻炎の人が使う言葉である。

〈慢性副鼻腔炎（蓄膿症）、鼻茸〉

(1) 慢性副鼻腔炎（蓄膿症）、鼻茸の症状と原因

慢性的に鼻詰まりがあり、膿のような粘り気のある鼻水が出る。頭重感や、集中力、記憶力が低下する。

細菌感染による。その細菌の死骸が膿となって、副鼻腔に溜まる病気なので、蓄膿症といわれる。症状が進むと鼻腔に鼻茸ができることで、その通路が塞がれ膿が溜まり、息苦しさや集中力の低下などがみられることもある。

(2) 心の分析

鼻茸は、古来の日本文化の風習や言い伝え、ことわざのようにいわれている言葉に「鼻茸ができたら、もうすぐ赤ちゃんができる」というものがあり鼻茸を妊娠の予兆として捉えていた。何の根拠もないのだが、「茶柱が立つと縁起がいい」とか、日本人は日々の暮らしの中に予兆を見る文化がある。この背景には八百万の神の信仰がある。

全ての自然現象に神が宿り、神からの啓示としてその現象を受け取る文化があった。吉兆と凶兆の相反する視点で神を捉えている。すなわち、願いを叶えてくれる幸運の神と、罰を与えたり断罪する魔神信仰の二つである。

神はこのように善悪に分けられ、全ての現象を神の表れと受け取った。そこに神の啓示を見出し、その予兆としたのである。その象徴として茶柱や蜘蛛や白蛇、つばめ、虹、黒猫などがある。「つばめが巣をかける家は火災に遭わない」「りんごを食べるとかわいい子が生まれる」「茶柱が立つとよいことがある」「家の中で口笛を吹くと家が貧乏になる」「朝蜘蛛（くも）を見るとよいことがあり、夕蜘蛛は不吉だ」「冬至の日に南瓜を煮て食べると中気（脳卒中のこと）にかからない」「朝、お坊さんに出会うと、験《げん》が悪い」「みみずに小便をかけるとチンチンが腫れる」「玄関先に黒猫がいたら繁栄がもたらされる」「夜、爪を切ると親の死に目に会えない」など、このように言い伝えられている。

鼻茸の例も、これら古い言い伝えの一つである。どうしてこのような伝承が生まれたのかということを考えた時、精神分析で見るならば、「膿」である。この「膿」は「産む」に繋がり、「産み」になった。これが妊娠の予兆の語呂合わせとなったのである。この語呂合わせの推移を集めたものがおせち料理である。

例えば、「黒豆は忠実（まめ）に働きますように↓元気に働けますように」「数の子は子宝と子孫繁栄」「栗きんとんは黄金色に輝く財宝にたとえて、豊かな一年を願う」「昆布は〝喜ぶ〟の言葉にかけて一家発展の縁起もの」「海老は、長いひげをはやし、腰が曲がるまで長生きすることを願って長寿」を象徴し、全てこれを「験担《げんかつ》ぎ」という。日本人の民族意識は、神を自然の中に見い出し自然と一体の生活観に置き換えられている。この視点が、むしろ神を産み出したのだ。

これと同様に、常に我々は、神と共に在ることの意識の中で生きている事実が、この身体化された言語こそ、すなわち症状なのである。

「蓄膿症」が表現しているもの、これは鼻茸である。これは「畑」と言っているのだ。この音が農耕民族の日本人の言語を「畑」から鼻茸へと換喩させたのだ。畑は全て生命を生み出す子宮のようなものだと捉えていたことが、ここからわかる。だから、この「鼻茸ができたら、もうすぐ赤ちゃんができる」の伝承が生まれるのだ。

(3) 言葉の分析

「倦まず弛まず」という。これは、農耕民族の勤勉さの基本理念である。コツコツと真面目に根気よく働くことが農業である。ここから生まれる言葉は、倦《う》むことなき根気よさである。「真面目に生きる」とか「根気よくやれ」と言うのである。「晴耕雨読」という言葉がある。農民が休めるのは雨の日だけである。

〈鼻出血〉

(1) 鼻出血の症状と原因

通称鼻血。鼻中隔の入り口近くからの出血で、子供に多く見られる。出やすい部位は、粘膜が薄く血管が網の目のように張り巡らされているので、血管が傷つきやすい。ただの鼻血ではなく、白血病や血友病などの疑いがある場合がある。または、大人でも悪性腫瘍や動脈硬化、高血圧などが原因で起こることがある。

(2) 心の分析

鼻血には何の言語も意味もないように思われるが、実はこの症状は、男か女かの性別の身体的同一化を表す重要な部位である。鼻から血とは鼻腔から、すなわち洞窟のような穴から血が出てくるというこの現象は、人間の他の部位でいえば、女性の生理に相当する。つまり、鼻から出血は生理を表すのである。

女性の鼻血は処女喪失を象徴する。ある高校一年の女性が、セラピー中に突然鼻血を垂らした。これは処女喪失願望を表していた。その旨を彼女に伝えると言下に否定したが、次回のセラピーの時に、両手に指輪を数個はめてきた。彼女は、言葉は否定したが無意識は頷いていたのである。このように鼻血は女性化の象徴であるといえる。

小学生の高学年の長男がよく鼻血を出すと言って、セラピーに訪れたお母さんがいた。その鼻血の意味するところは、女性化を表していると言った。「その子は女の子です」と私がお母さんに告げた時、その子は出産直後、女の子と間違われて、丸二日、母もそのつもりで抱っこしていた子であると語った。この時、既に長男は性別の取り違いにより、女を刻印されてしまったのである。その事実を長男の無意識は、鼻血で訴えたのである。それを私が解釈し母に伝えた。その後、鼻血は止まった。

(3) 言葉の分析

血が言葉になる。知が言葉になる。違う言葉になる。思ったこととは違うことを言ってしまう。裏腹な言葉を不本意ながら漏らしてしまう傾向がある。要するに思ったことがその通り言えない人である。

14．口腔領域

〈扁桃腺炎〉

(1) 扁桃腺炎の症状と原因

のどの痛みが強く、高熱が出る。食事や水が呑み込めないほど、のどが腫れる。これには急性と慢性がある。いずれにしても、のどの激しい痛みと高熱が伴う。これはリンパ組織である扁桃が炎症を起こしたものである。

(2) 心の分析

通称、扁桃腺が腫れるという。この症状が意味するところは、「返答せん」である。

これは呼ばれても返事をしない、問われても答えない、これを無視という。呼びかけに対して答えないのと、問題解決の解答が見つからず答えられないのと、相手の言語に応答しない、この三つを含む。

人間関係において、最も大切なのはコミュニケーションであり、それは応答するということである。返答しないとは、この人間関係の基本であるコミュニケーションの破壊である。

十八歳の時に、不登校から自殺未遂をした青年男子がいた。彼はその場しのぎの言い訳と、返答と、無視で逃げてきた。応答しない典型的な対人恐怖と引きこもりの人格障害者であった。そう言い切る根拠に、彼は全く約束を守らない人だった。平気で約束をすっぽかし、後でどうでもいい言い訳をする。

彼はよく扁桃腺を腫らし、何度も高熱を出して苦しんでいた。遂に彼は扁桃腺を切った。そして親からの返答も切って、一人アパートに籠った。家族と全ての人間関係を断ち切って、返答しなくてもいい孤立生活を選んだ。

(3) 言葉の分析

調子者で「そうですね」と相槌ばかり打つ。全く聞いていない。ぼけてとんちんかんな答えをする。返事をしない、会話のタイミングがズレる。ともかくレスポンスが悪い。会話の受け答えにワンテンポ間が開く。そしてニタニタ笑う。

〈嚥下障害〉

(1) 嚥下障害の症状

物を呑み込むことが困難になったり、つかえたり、むせたりする。そして食事に時間がかかり、食後に痰が絡み、発声が変わるなどの症状が伴う。

(2) 心の分析

要するに、呑み込みが悪いのである。呑み込むとは受容性のことである。意固地で頑固で意地っ張りで、受け入れることを抵抗し拒絶し、しまいには吐いてしまう。嚥下困難は空咳と嘔吐へと発展していく一歩である。

不安と緊張が嚥下困難を引き起こすことは、心身症としての嚥下困難症がそれを表している。その困難症が高じて嚥下障害となる。固定した事実の拒絶が背景となって嚥下を困難にしている。受け入れる勇気と心の柔軟さがあれば、障害は大事に至らず改善される。当然ながら、この障害はさらに高じれば、咽頭癌、喉頭癌、上顎癌へと発展していくであろう。

(3) 言葉の分析

「呑み込めない」「そのことは呑めない」「鵜呑みにできない」「溜飲が下がる」「喉元過ぎれば……」といった喉に関する言葉をよく使う。そして最後に嗚咽する。

〈不正咬合〉

(1) 不正咬合の症状

いわゆる咬み合わせの悪さである。下顎が前に突き出ているとか、前歯が前方に突き出しているなど、咬み合わせがぴたりと合わず、十分な咀嚼ができないために胃腸障害や全身疾患と結びつくことがある。

(2) 心の分析

治療法は歯列矯正などがある。そもそも歯並びが悪くて咬み合わせが一致しない不正咬合ということは、この文字が示すように上に合わせる下顎、すなわち自分自身とするならば目上の人に合わせられない心の結果がこの不揃いを作る。

ここで語られているのは人に合わせるということである。人に合わせることも究極において一体感である。精神分析では、この一体感を心の中核に置く。なぜならば人間を不安にし、緊張に至らしめるのは、分離不安という概念からである。人は一人では生きていけない。誰かに頼り誰かにしがみ付きながら自らの寂しさと孤立感を防衛して生きようとする。この不安を抑圧できるのは一体感である。この一体感の極致は性交しかない。これを交合という。この交合に口偏を付けると、すなわち歯列は口の中で起きることなので、咬合という。上の口も下の口も同一でなければならない。そこに何らかの不正があった痕跡がこの不正咬合ということに現れる。

この不正とは道徳的に倫理的に交わってはいけない人と交わった罪意識の結果といえる。何を罪にするかはその人自身の倫理観と道徳観、価値観による。世間一般の道徳と倫理とは、関係ない。むしろ個人のそれへの罪意識と考えられる。この視点は、結局は人間その人自身が意味づけたこと以外に価値はないから。

咬み合わせは「神に合わせる」とも書く。人が神に合わせ、目上の人に合わせる。この礼節こそ咬み合わせの意味だったのである。この観点からいえば、不正は、父性の欠如ということになる。すなわちそこには神もなく尊敬すべき父もなく、その真理に合わせる心の欠如を物語っている。

(3) 言葉の分析

「神も仏もない」、憎まれ口、無駄口、悪口などを口にしやすい。そして最後は閉口される。

〈口内炎〉

(1) 口内炎の症状

口内の粘膜に赤い腫脹部分ができたり、円形黄白色の潰瘍ができる。食べ物を口にすると痛みを感じる。

(2) 心の分析

口は食の入り口、そもそも我々が生まれてきて最初に口にするのは母乳である。この事実から精神の科学の発達論は、この授乳体験を心の基礎とする。どんな心を作るのかといえば、それは基本的信頼である。しかし言葉を持たない新生児がどのようにしてこの象徴的意味を身につけるのか、否、言葉の世界に登録するというのか。この定義に関して、分析は矛盾に目を塞ぎ、口唇への現象学的視点で捉える。そこで見出されたものは乳房への吸い付き行動、探索行動、拒否行動を通して、そこに新生児の何らかの心を見る。

その心とはメラニー・クライン（オーストリア出身の女性精神分析家）によれば、悪い乳房と良い乳房ということになる。この概念は新生児のその未熟な知覚と思考にも何らかの精神活動が、乳房に対して行われているとみる挑戦的視点である。あくまで仮想、仮定として容認はできても、象徴的思考はそこにあるとは言い難いが、どうしても新生児の行動を見ていると、それを知っているかのように振る舞うことも事実である。

象徴化の次元での論争はともあれ、私は分析的視点をとる。それはその授乳行動に反復による対象関係的認知を行っていると。それは人間の脳の認知は、対象とその対象に関わる自己意識という二つの認知を、脳が行っていると見られるからである。この認知は後の対象関係論の自己表象、対象表象という概念に至る。その前兆として、新生児は授乳という行為を通して自己と対象の関係、すなわち安定した授乳の反復に信頼という後の象徴的概念を、口唇及び舌に口腔内に刻んでいるのである。

反復と安定は新生児に予測性を植え付ける。すなわち予測性という思考を生み出す。これが既に時間と空間を超えたイメージをもたらす。この時空を想像的に理解する人間の脳の素晴らしさであり、人間を人間たらしめている想像界の発生といえる。この予測性こそが、後の食行動の満腹感と美味しさ感を作るのである。

(3) 言葉の分析

「口幅ったい」「甘口」「無駄口」「口を濁す」「口を拭って涼しい顔をする」。このように言い逃れ、自分の都合のよいように姑息的な言葉で言い訳したり、逃げ口上で責任回避しようとする甘えん坊である。

〈口腔癌・食道癌〉

(1) 口腔癌・食道癌の症状

口腔癌の主なものは舌癌である。他に口唇癌、唾液腺癌などがあるが、口唇内における部位の癌として一様に捉える。そして口唇から食道まで、すなわち胃の入り口まで一つの部位として捉える。それは噛み砕いた食物が胃に入るまでの通路として一つに捉える。

(2) 心の分析

口唇から食道の意味は、食べ物の飲み込みと、その通路の円滑さが主要な機能となる部位である。この働きは精神分析でいうならば、呑み込みと受容という言葉になる。

人間の体には本来、臓器移植の際の拒絶反応が示すように、自分以外のものを受け入れない機能がある。それゆえ、体の外にある物を口に入れるということは、生死に関わる問題で、おろそかに口にすることはできないものなのである。毒キノコやトリカブトなどのように植物には死に至るほどの毒性を持ったものがある。おそらく、祖先の人達はそんな毒植物を口にして亡くなった犠牲者からそれを学習したのであろう。

現在でも毒キノコを食べて亡くなる人がいる。魚でもフグの毒もある。こうして食べ物を口にするということは食べ物への安心、そして安全であるという信頼と確信を前提とする。いわば食事は、安心と信頼を口に入れてそれを丸呑みしているのである。これを分析用語でいうならば、全幅信頼行為ということになる。

発達論で口唇期は基本的信頼の獲得時期といった。まさにこの基本的信頼とは、食の安全の基本的体験からきたことがわかる。これからすれば現在取り沙汰される偽装食品は、この基本的信頼を根本から覆す最も非人間的で非人道的行為となる。あらゆる不正の中でこれ以上の悪は存在しない。これは毒を盛ったり、サリンなどのような化学兵器を使用した殺戮に等しい。

こう考えてくると、食品添加物などは言語道断の非人道的行為といわざるを得ない。ゆえに自然農法や有機栽培にこだわり、それ以外を口にしないというのもむべなるかな。

人間の食行動は食物に対する全幅の信頼を基にしていることがわかった。ならばこの口腔癌に至るということは、丸呑みできない丸呑み障害がある。受容することに抵抗や拒絶があるというのが、癌の語らいになる。その腫瘍が食物の通りを滞らせてしまうから。いわゆる食の拒絶である。それは基本的信頼の欠如に他ならない。この欠如こそ、この癌の核だったのだ。

(3) 言葉の分析

「口にするのもおぞましい」「毒を盛るな」「これは食べられるものか?」「腐ってないの?」「これ大丈夫?」「これ古くない?」「これ残り物じゃない?」「残飯整理か?」「餌ができたぞ」などと食に関する不信と懐疑の言葉を口にする。それは取りも直さず人間不信への言葉にもなる。

15. 男性の病気

〈前立腺肥大症〉

(1) 前立腺肥大症の症状と原因

前立腺が肥大して尿道を圧迫するため、排尿困難になる。尿は細く勢いがなくなったりとか、出にくくなる。または、排尿の回数が増える頻尿になる。特に夜間に度々目覚めトイレに行く夜間頻尿が多く、さらに残尿感も伴う。そして最後に尿閉といってほとんど出なくなることもある。前立腺肥大は年齢と関係しているため六十五歳以降の多くが、肥大化になる。

(2) 心の分析

前立腺といえば、その部位はラカンの言葉でいえばΦ(ファルス・男根)である。Φとは、男であり意味の基である。意味とは、人間が生きる上で生命以上に価値を有するものである。人は必ずいつか生まれてきた訳と、生きる意味を問いかける。それに答えを出すのがこのΦである。しかしこのΦは人間の無意識の世界にあり、それを知ることはできない。その代わりにそのΦに最も近い換喩となる別なΦの一番目の代理物を立て、それを自我の基礎としている。これをフロイト、ラカンは原抑圧といった。

この構造を仏教では御前立で表現している。それは「秘仏として厨子などに納められている本尊に代わって、その前に安置される仏像」、その秘仏とは精神分析でいうならば、まさにΦのことである。ラカンが生まれる以前の千数百年前に、仏教はこの原抑圧に気付いていた。元を正せば、二千五百年前の釈迦に行き着いてしまう。この原抑圧の構造を文字と絵に象徴化したのが真言宗であり、その曼荼羅である。真言宗といえば空海である。空海はこのΦに気付いていた。それを彼は四国八十八か所のお遍路を歩く、立体曼荼羅として後世に残した。

さて、前立腺であるが、この仏教の御前立とどう関係するのかといえば、まさにこの前立にある。仏教では「まえだち」と読むが、病名としては「ぜんりつ」と読む。が、しかし漢字は同一であり読みが違うだけである。とするならば、前立腺肥大症はこのΦを誇大に表現した見せかけの威厳ということになる。男らしくもない、信念もない自分をさも威厳のある立派な人間であると誇示してその本質の前に立てた仏像、これを誇大自己という。

まさに、この前立腺肥大に構造が一致してしまう。端的にいえば、中身のない仁王様のように、見せかけの虚勢といえる。この心が前立腺肥大をもたらしたのである。謙虚にあるがままの自分で生きるならば、肥大は原寸に戻る。虚勢を張るなと言いたい。

(3) 言葉の分析

「俺に任せとけ」「どんとこい」「矢でも鉄砲でも持ってこい」「大船に乗った気になれ」「俺についてこい」などと強がりと虚勢の言葉を吐く。

16. 産婦人科領域

〈子宮筋腫〉

(1) 子宮筋腫の症状

子宮にできる良性の腫瘍である。月経過多、不正性器出血、月経痛、貧血、下腹部のしこりなどが自覚できる典型的な症状である。子宮筋腫は子宮の外側、内腔側、筋肉の中、子宮頸部などいろいろな部位に発生する。

(2) 心の分析

部位はともあれ、筋腫の意味は一つには、そこが子宮であるということが意味するものということになる。それは、母の器官であり、子を生す部位である。ということは、産む性としての機能を表し母であるというその意味に尽きる。

それに付随して卵巣も関係するが、子宮筋腫は産む性である母へのしこりを象徴する。そのしこりは、母への憎しみと怒り、生まれてきたことへのおぞましさが筋腫の核を成し、成人以降、産む性であることを知った時に、出産への喜びとその恐れ、そして母への憎しみが葛藤となって新たなしこりを作る。こうしていくつものしこりが筋腫の核となって増殖、そして成長していくのである。

《症例》Aさん、女性、独身、四十四歳

独身のAさんは、五年前に筋腫があることを発見し、以後半年の検査ごとに一センチずつ大きくなっていった。七センチほどの時にセラピーに来て、この筋腫と向き合った。どうしても手術は回避したいという依頼から、その筋腫の核を分析することになった。

彼女の養育史は惨憺たるもので、詳細は省くが概ね母性性のない、すなわち母親の基本的世話行動を放棄していることは言うに及ばず、果ては離婚して見捨てていった。母であることを捨てて女性であることを選んだ人であった。この養育史は、母性剝奪のみならず、見捨てられ体験もあり、当然ながら家庭の味わいは全くなく、一人で生きていく覚悟を中学生にして固めなければならなかったことが、Aさんの境遇を如実に表している。

この養育史の中から見えることは、母になることへの葛藤、すなわち理想の子供を産んでみたいという妊娠願望と、母になったならば、あの実母のような鬼のような母になってしまうということからくる妊娠恐怖の二つながらを持つことになった。そこに家庭の温もりを求めるというさらに母になることへの願望を抱くことになった。

しかし、それは危険を抱えることにもなる。この出産への両価性が彼女の結婚を阻み妊娠を阻止してきた。しかし、どうしても妊娠したいというその思いは消し去ることはできず、何としてもその妊娠を体で味わいたいと思ったのである。それが筋腫だった。それに気付いたのは、半年に一センチずつ大きくなっていく筋腫が、一〇・五センチまでになった時である。

この変化を増殖ではなく成長と見えた時である。私はこれをAさんは筋腫を育ててきたと解釈した。この時筋腫は胎児に見えた。ちなみに一〇・五センチは、妊娠十五～十六週目の胎児の大きさに相当する。四か月といえば、胎児も安定期に入り妊娠が確定する。そして何より寝ている時に筋腫はお腹の中でその位置を変えるという。まるで胎児の動きのように。その事実を知った時、筋腫は胎児であることに確信を持った。こうして彼女は妊娠の代理物である筋腫を作ったのである。堕ろすも産むも彼女の自由である。

こうして彼女は、遂に一二センチまで成長させた。その時彼女が私に語ったのは、職場の不満であった。彼女は社会や家庭の裏切りと、非人情的むごい扱いを受けた歴史があり、常に、人に社会に、不平不満と愚痴しか抱けない状況にいた。セラピーで語ることはそれ一色だった。その時私は、彼女の心の成長のなさに気が付いた。しかし一方、筋腫は着々と成長していた。

この反比例にこそ、筋腫の真理が語られていたのである。それは心の成長が人間の本義であり、身体の健康であるから、彼女は心を成長させずに筋腫を成長させていたのである。これを本末転倒という。心の成長こそ分析の信義であった。この信義を通さずして、人間は人間足り得ないという

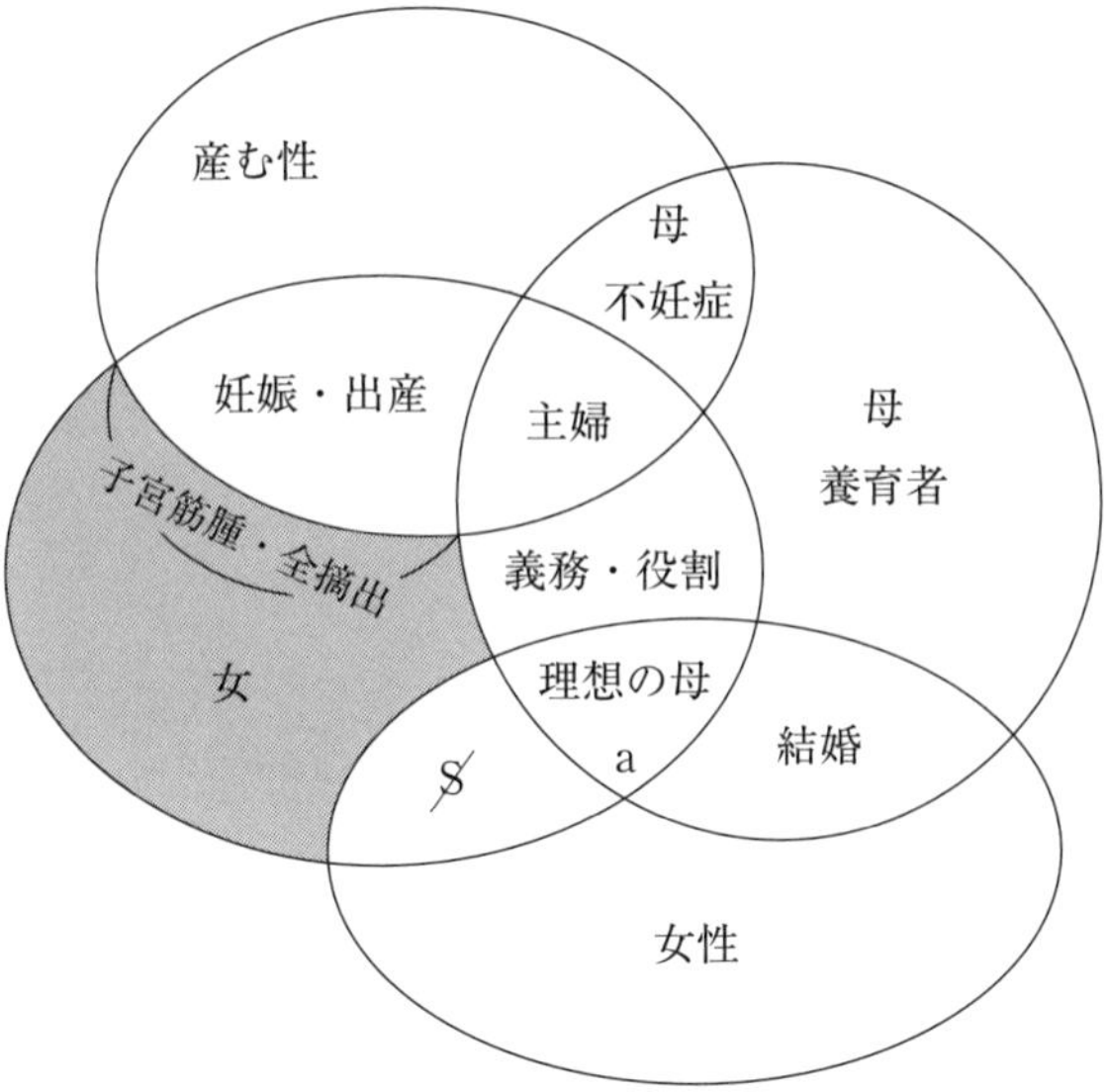

図：産む性と母のトポロジー
― 子宮筋腫の擬装 ―

価値観に立つのが分析である。そして人間の生きる意味である。彼女はその信義に気が付かなかったのである。これに気付いた時、彼女の周辺は一変した。

この位相を彼女が理解し、自らの主体をどの方向に推進していくか、今後の彼女の心次第である。それを見守っていこう。ただ一つ、彼女の提示した子宮筋腫は、人間の本義を教えたことである。身をもってそれを示した、彼女の勇敢な姿に敬意を払おう。

《図の説明》

女性は女として生まれ、そして子を生《な》して母になる。ここから養育者としての姿勢を保持しなおかつ世話し続ける養育のスペシャリストにならねばならない。

こうして産む性から次元を移し、そし

てなおかつ一人の社会的女性のアイデンティティを求め続けていく極めて複雑な存在なのである。

(3) 言葉の分析

「不平不満」と「でも」「そうは言っても」「仕方ない」といった、言い訳や同調性のない接続詞を使う。これは誤った接続という。その最たるものが「けど」「けれども」などの逆接である。本末転倒への坂道を転げ落ちていくことになる。

〈稀発月経〉

(1) 稀発月経の症状

生理の周期が三十九日以上、間隔が空いてしまう。二〜三か月にも及ぶものがある。

(2) 心の分析

女性にとって月経とは、文字通り一か月周期にやってくる子宮の出血である。人は体内時計を持ちその時計が乱れない限り、月の満ち欠けのように生理出血は繰り返される。その周期が月の満ち欠けとほぼ同日であるために月経と呼ばれたのであろう。

この生理の周期の乱れということは、子宮の体内時計に心が同期（シンクロナイズ）していないことになる。子宮にシンクロナイズしないとは、子宮に合わせない。子宮は受精卵を生育させていく容器である。ということは、産むことへの葛藤及び否定、否認、恐れを表している。これは子宮を持っている母へのシンクロナイズと恐れが、女性という性に葛藤しシンクロしていないことになる。すなわち、母になること、女性であることの印である生理を見たくないのである。ゆえに周期が狂い、無月経の期間が長くなる。

逆に頻発月経は女性であることの確認をしているわけではなく、現在は受精卵を抱えていない、すなわち妊娠していないことの出血となる。頻発月経者は妊娠の恐れを、不妊であることを強迫的にこの頻発出血で確認し安堵を得ているのである。

この症例は、四十代の看護師、既婚者女性がこの症状で、子宮頸癌を恐れてセラピーを受けに来た。その彼女は、まさにこの妊娠恐怖の頻発月経者だった。彼女はこの出血を見て不妊であることを確認し、安心していたのである。

これに対して稀発の場合は、妊娠願望から無月経であることで偽装妊娠をしていたわけではない。産む性の否認としての稀発、無月経の症状を作ったのである。言い換えるならば、女性の中の母への同一性の否認ということになる。いわば、性同一性障害者である。それを身体で表したものになる。

(3) 言葉の分析

母性に同期していないために世話行動は苦手であり、世話をされることもないために全ての人が羨望の対象となってしまう。すなわち自分より恵まれている人だと見えてしまう。そこから「いいなぁ」「しょうがない」「仕方ない」「好きなことできていいな」「何でも言えていいな」「○○さんのようになりたい」と、羨望と諦めに似た愚痴をこぼす。

〈子宮頸癌〉

(1) 子宮頸癌の症状と原因

子宮の頸部にできるもので、子宮癌全体の六五％を占めるほど発生率の高い癌である。初期には症状が出ないことが多いが、不正性器出血、性交時の出血、おりものが見られることもある。進行すると出血が持続的になり、骨盤の神経が侵されて腰痛が起こったり、膀胱や直腸に広がって排尿困難が生じる。

原因として、性交によってＨＰＶ（ヒトパピローマウィルス）が子宮頸部の細胞に感染して起こるのである。ＨＰＶは男性保菌者（キャリア）によって、女性に感染する。しかしそれは一過性で、多くはその人の免疫力で自然に体外に排除される。

では男性はどうしてキャリアになったのか。それは別な女性から感染してなったものである。そしてその男性が別の女性と交渉することで、感染は拡大していく。であるから、性交経験のない男女であれば、キャリアになることはない。ただ、例外として母親がキャリアの場合は、出産時に感染しキャリアになることがある。

(2) 心の分析

外からやってくるウイルスは、ペニスそのものに置き換えられる。ということは、男がそもそもその女性にとってウイルスなのである。受け入れ難い、しかもおぞましい男性というウイルスに感染されたというのが、この子宮頸癌である。

ＨＰＶの型は、現在わかっているだけでも百種類以上の型があるといわれている。すなわち、女性が男と認めない、ウイルスのような、どうしようもないダメ男のタイプがそれだけあるということである。このウイルスの型の数が物語るのは、正常な男の種が絶滅の危機に瀕していることを表す。真の男は、既に絶滅危惧種というべきであろうか。

それはともあれ、キャリアの男性を受け入れながらも自己の免疫力でそれを排除したということは、その男性を文字通り排除したのである。ゆえにその女性は子宮頸癌になることはない。もし、その男に未練があり、いつまでもしがみ付いているならば、その間にＨＰＶに感染してしまうことになる。これは未練多き女性が招いた病気である。

(3) 言葉の分析

未練がましくダメ男を寂しさゆえに受け入れるために、「それでもいい」と寛容な、否、諦めにも似た受容的な言葉を言う。全てを許しているかのように、「それでもいい」と言ってしまう。その一方でしがみ付き、囚《とら》われている自分を否定するかのように「どうでもいい」と言う。

〈子宮内膜症〉

(1) 子宮内膜症の症状

子宮内膜に似た組織が子宮の筋層組織にできる内性子宮内膜症と、卵巣など子宮以外でできる外性子宮内膜症がある。重い生理痛があり、過多月経の症状を伴うことがある。出血が体外に排出されないために組織と血液が溜まる。これが嚢腫となる。閉経後には自然に治る場合が多いことから、卵胞細胞の過剰な分泌が誘因とみられている。

(2) 心の分析

卵胞細胞の過剰な分泌が内膜症の誘因であるということは、卵母《らんぼ》細胞の過剰であり第一減数分裂の細胞を卵娘《らんじょう》細胞という。この細胞の分裂が意味するものは、まさに母が産む娘は我が身の細胞の分裂によって生み出された、母自身のクローンということになる。自らの分身である細胞を分裂し続けるとは、心でいえば、主体によって作り出される自我に相当する。

内膜症は母性の過剰により、我が身の分身である自我を作り出す代わりに娘を作る。自我を作るとは、主体の欲望の運動によって自我を作り出すのだが、社会や世間や親、道徳、倫理などで厳しく制約、あるいは抑圧されて、世間が認める自我しか生み出せなかった、母による自我誕生の抑圧と悲鳴を物語る。それがこの子宮内膜症である。

世間が認める自我しか生み出せなかったその母は、数多くの欲望を断念し、その多彩な自我を生み出せずに抹殺したその名残が、死んだ血液がチョコレートのように変化してできた囊胞であり、そのチョコレート囊胞こそ、自我の死骸の塊である。

(3) 言葉の分析

この母性の過剰さから娘を産んだ母は、その娘に養育される逆転関係になる。娘が母になり、母を我が子のように見なし、世話を焼き心配し、あれこれ指示する娘になる。母性の過剰さは娘に転移して、娘はその過剰な母性を担った疑似母になってしまう。そこから母の言葉は、娘に気を遣ういたわりの言葉が多くなる。結局、世話されるために、「ありがとう」「悪いね」「本当に助かる」「よく気が利くね」といつも娘に言っている。

〈卵巣囊腫〉

(1) 卵巣囊腫の症状

卵巣に囊腫ができ、それが大きくなると、お腹が膨れ、しこりが感じられるようになる。進行すると頻尿や残尿感を生じ腰痛も起こる。

(2) 心の分析

囊腫の中身は、液体の漿液性、ゼラチン状の物質が入っている粘液性、毛髪や骨、爪、歯、皮膚などが入っている皮様性の三つがある。原因は解明されていない、かつまた、予防法もない。

この嚢腫の内容物を分析すれば、①水、②ムチン、③骨、これらが指しているのは、女性にはΦ（ファルス・男根）がないということになってしまう。しかし女性はΦのないことを否認し、持っている幻想を維持しながら否認し続ける。しかし、本来はそのΦの欠如を知っているがゆえに、その事実を否認するのである。

その事実と否認の関係が、①の水は女性を認め、②のムチンも無チンとしてΦの欠如を認めている。しかしこれらを丸ごと否認するのは、③の骨である。骨や歯は硬いものを象徴し、そして髪の毛、爪は「伸びる」を象徴する。この変化をペニスは勃起という。まさにこのΦの否認こそ、卵巣嚢腫の心の中身だったのである。

この分析だけでは、全ての女性が卵巣嚢腫になってしまうことになる。欠如の否認によるこの卵巣嚢腫の閾値は何であろう。それはペニス保持の幻想のあり方と持続に関わる。ペニス保持の幻想とは、自分は確かにペニスを持っている、もしくは必ず生えてくるという確信を持っているというその幻想である。もう一つは、ペニスへの強い憧れから、男性のそれを自分のものと言い切るこの幻想である。この二つの幻想が閾値となる。

それには父への強い同一化が必要である。父の存在を偉大に感じる事態は、一つは知性、一つは社会的地位、一つは意志の強さ、これらを一つ以上有していた場合に、そしてさらに、それが母との差異によってさらに際立つ場合、娘は父に憧れ同一化する。この差異とは、父の絶対的三つの条項ではなく、母との相対的差異の大きさがそれを決定する。

(3) 言葉の分析

嚢という文字は袋を表し、その中に何かを入れ込む、溜める意味があり、それを表したものである。わかりやすくいえば、あんを入れた饅頭と同じである。とすれば、袋に溜め込んで外に出せない心がそこに表れていることになる。いわゆる、言えない出せない人である。

何が言えないかといえば、相手への要求、「これして」「あれして」「こうして欲しい」などの要求が出せない。そして怒りや相手を傷つける、もしくは不快にする恐れのある言葉を全て心の中に溜め込む。それが嚢である。

この嚢は同時に他者からの要求に対してもNOである。しかし、主体はYESと言っている。この齟齬こそ欲望の奇形を作る。

いわゆる、いい人である。世間体のいい、人当たりのいい配慮性に富んだ人ということになる。

〈機能性子宮出血〉

(1) 機能性子宮出血の症状と原因

卵巣からのホルモン分泌が不順なために、不正性器出血が起こる状態をいう。主に思春期や更年期に起こるホルモンバランスの乱れによるものである。その他、原因として精神的ストレス、環境の変化、薬物使用、中毒、摂食障害、全身的な疾患が考えられる。

(2) 心の分析

卵巣からのホルモンは、女性ホルモン（エストロゲン）である。この分泌の不順とは、女性性のむらっけと、情緒不安定を表す。女性であることとの、または排卵による妊娠の可能性、及び妊娠願望の心と産みたくない心との葛藤が不順をもたらす。

であるならば、排卵における周期外出血が考えられる。これが排卵不正出血である。無排卵の場合でも起こり得る。それは産みたくないという抑圧がもたらした出血である。いずれにしても、妊娠への愛と憎しみの象徴であるのが、この機能性子宮出血である。

(3) 言葉の分析

不正出血は父性欠如に通じる。

三十五歳、独身女性のEさんは、この不正出血と筋腫を持っていた。父は家族との交流性はなく、その象徴として自分の好きなもの以外は食べず、なければ自分で料理し、食べたい時に一人勝手に黙々と食事する寡黙な人である。

家族との会話は全くの一方通行で、Eさんは生まれてこの方、一度も父とまともな、すなわち言葉のやり取りをするコミュニケーションというものを経験したことがない。定年した父はさらにこの病が高じて、全く会話のできない人になってしまった。そんなEさんは自然に寡黙になり引きこもりがちに、そしてニートになってしまった。その間に友達は結婚し家庭を作り、幸せそうな人生を送っているのを見るにつけ、三十歳過ぎてからは結婚の焦りも生じ、子宮筋腫を作り六センチ程までに育ててしまった。

そこに不正出血が重なった。彼女は女性であることを意識しないように日々穏やかに引きこもっていたが、結婚への縁もなく人生の目標もなく、漫然たる日々に焦りを感じ、セラピーに訪れた。Eさんはもう一度女性になる、結婚する、社会に出ると決めてから、生きる時間に同調した時から出血は止まった。

彼女から出る言葉は、特に口癖もなく、特別な言い回しを使うわけでもなく、ただ、言葉を選んで考え込むようにしてゆっくり語る。これは言葉が、すなわち自分の考え、思いが正しく伝わるためには、どう言い表せばいいのか考える時間であり、それが間となり、寡黙になっていったのである。

〈乳癌〉

(1) 乳癌の症状

乳房に触れると硬いしこりを感じる。進行すると周囲の組織と癒着して、しこりは触れても動かなくなる。

(2) 心の分析

そもそも乳とは父である。フロイトの分析によれば、身体の突起物は男性のペニスに喩えられる。すなわち、体表面から突出したものは、全てペニスの象徴となる。女性の乳房こそ最もその象徴性の高いもので、おできやイボ、くるぶしなどとは比較にならない程の父を表すものである。

この父との交流が女性の中の男性イメージの原型となる。父への強い愛と憎しみの葛藤は、乳への強い固着と執着の恰好の葛藤の舞台となる。こうして父へのコンプレックスは乳房に投影され、特に父への憎しみの葛藤は、しこりを残す。その心のしこりこそ、乳のしこりの種となる。それゆえそのしこりは無意識化され、現実界においては、その突出物は山になる。

山好きの女性は、登山による山頂征服を父への勝利へと置き換え、葛藤の解消としている。ある女性登山家Tさんは、既に故人だが、六十代後半に乳癌となり、その後腹膜癌、脳腫瘍を患いながらも二〇一六年に亡くなるまで、最後まで登山家であり続けた。彼女は女性で初のエベレスト登頂も成し遂げている。いかに偉大な父を持っていたかを、推測することは想像に難くない。

不肖、私の母も乳癌だった。確かに母は、自分の父に対して葛藤していたのは事実である。その母の姿を見るに、乳癌の意味は父への葛藤に尽きると分析した。

父への思いは、我が身の乳房の中で展開され、固着が癌の因子となって病として症状化する。この想いを断ち切るには乳房削除しかない。女性性というものは二つある。生物学的女と、「らしさ」としての女性である。左の胸は生物学的女を表し、右は社会的女性らしさを象徴する。女を捨てた時、左胸を取り、社会的女らしさを保持し続ける場合は、右を温存する。

乳は左から削除が始まり、右を切るところまでいくだろう。二つながら乳房を失うとは、そのどちらも捨てると覚悟した時である。しかし、その生物学的女を温存する場合、削除手術を避けることができる。早期発見、早期治療の場合である。早くに父との葛藤に気付き、父を許したならば、乳房は温存される。

どのようにして父への葛藤に気付くのか。それは父のそれまでの偉大さが崩れた時である。それは病気、人生上の失敗（退職、解雇、失業、倒産、夜逃げ、破産）や、精神病を罹患した時を指す。偉大な父のイメージの崩壊や人生上の豹変などが突然襲ってきたその時に、父へのイメージが崩壊する。それによって、父への葛藤に気付き、憐れな父を前にして父を許すのである。崩れゆく父を目の当たりにする娘は不幸でもあり幸運でもある。

(3) 言葉の分析

基本、癌になる方は寡黙である。言いたいことが言えない、その言葉が癌の種を作るという基本原則通りである。その言えないことが父に対する思いである。ただ一つ、言えることは、言葉も寡黙であるが感情も抑制され表情に表すことがそれほど多くない。そして控えめである。

〈軟産道強靭〉

(1) 軟産道強靭の症状

産道が硬く開きにくく、分娩に時間がかかる場合をいう。長引く場合、膣や会陰部を一部切開して軟産道を広げる。帝王切開となる場合もある。

(2) 心の分析

産道が開きにくいのは、「産みたくない」が症状化したものである。一番仕合わせな妊娠中の終わりと区切りが出産であるから、その幸せが失われてしまうことの名残から、体から出したくないと産道を閉じるのである。さらに、産んでからの養育不安もあり、どのように育てればいいのか、本当に赤ちゃんを可愛がれるのか、その葛藤が難産にする。

(3) 言葉の分析

「ずっーと一緒にいたい」「別れたくない」と言う。胎児との一体感を至福と感じるために離したくない思いが強く、「ずっーと」の言葉が出てしまう。

〈帝王切開〉

(1) 帝王切開の症状と原因

産道強靭が一部切開で対応できない場合、帝王切開になる。

(2) 心の分析

赤ん坊が産道を通って体外に出てくる出産を行えない場合、それは母の意志ではなく、赤ん坊の意志によって帝王切開となる。腹を引き裂き、子宮から直接世界へ飛び出してくるからである。物理的にお腹をメスで切っているが、赤ん坊の主体から見れば、子宮からその殻を打ち破って外に出ようとする爆発である。それは、子宮に閉じ込められていた証左である。赤ん坊がその牢を突き破って脱出した形が、帝王切開なのである。この現象は精神分析でいうならば、母の主体に呑み込まれた赤ん坊であり、母体である。それを出産しようとする母もまた自らの母によって呑み込まれた人なのである。出産は、赤ん坊の自力脱出を象徴している。

この考えに至ったのは、ある男性クライアントの見た夢が、妊婦のそのお腹が爆発したという夢による。このクライアントはまさに母に呑み込まれて衣食住全て、そして進路、仕事もいわんや結婚さえも母の言葉に従った、全く主体を奪われた人なのである。

(3) 言葉の分析

「一番いい」「王子さま」「縁を切る」「手を切る」など、私が一番で最高の人間だということを叫んでしまう。王女さまなのである。

17. 子供の病気

〈手足口病〉

(1) 手足口病の症状と原因

手や足、口の中に小さな水疱性の発疹が出る。また肘や膝、お尻に発疹が出る場合がある。そして三八度台の発熱を伴うこともある。原因ウイルスが一つでないために、繰り返し罹ることがある。

(2) 心の分析

手は欲望を象徴し、口は甘えを、そして足は自律性を象徴する。この三つの抑圧と障害がこの発疹に現れたものである。すなわち、欲望は抑圧され否定され無視され、果ては排除され、甘えは却下され、自律性はことごとく命令指示によって親のコントロール下に置かれる。手、口、足を失った状態の叫びである。全ては子供の欲望が水泡に帰したのである。

水泡に帰したとは、必死に親に訴え続けたが、それが報われなかった苦しさの痕跡である。ところが小学生を過ぎると、この努力を諦めてしまうのである。すなわち、放棄してしまうのである。結果、この病には罹患しなくなる。

(3) 言葉の分析

やんちゃな子供を持つ母は、その世話に「手が焼ける」「手に負えない」「手に余る」ことから、手抜きをし、手なずけようとし手玉に取ろうとするが、思い通りにならず手放してしまう。

思い通りにならない子供に対して、養育者はその養育の足掛かりを失い、「足が地に付かず」「足手まとい」の子供を足蹴にする。力ずくでどうにもならない子供に対して、今度は、養育者は口を使う。口数の減らない子供に、口が酸っぱくなるほど同じ小言を言い、それでも口が減らない子供に対して、口汚い言葉を浴びせ、口封じのために甘口を吐き、口を塞ぐ。

口惜しい気持ちの子供は、こうして口止めされ、口下手になり、口を拭う子供になってしまう。こうして子供の欲望も行動の自由も、母の先述した言葉を浴びせられ、言論の自由も抑圧され、手足口病となる。

第三章　予防と健康

予防の概念

病に罹患する防衛とは、健康を保つことに尽きるが、ではどうしてその健康が阻害され、障害を受け、その生理的バランスを失うのか。その原因とメカニズムがわかれば、罹患することを避けられる。健康の秩序が壊れる原因には

①暴飲暴食
②過労
③病原菌（ウイルス）
④遺伝
⑤ストレス

この五つが考えられる。そのそれぞれに対して、予防策を講じれば健康を保てることになる。

(1) 暴飲暴食

これは単純に言って、食べ過ぎないこと、飲み過ぎないこと、それには欲求のセルフコントロールと強い意志が求められる。体が求める以上に食べたいという増幅した食欲はどこからくるのか。それは精神的飢餓感からくる。その飢餓は愛情飢餓である。愛情を食で補う構造は再三述べた通りで、その心の飢餓感から暴飲暴食をしてしまう。すなわち、心の栄養失調が原因である。

(2) 過労

過労とは、文字通り働き過ぎからくる疲労困憊《こんぱい》状態を、自ら招いた結果である。働き過ぎは自らの疲労の限界を越えて、さらに働き続けて、遂には死に至るほどの危険因子である。

人間には人間の能力を超えた場合の危険を避けるために、リミッターが付いている。これは火事場の馬鹿力で、よく語られることである。普段は筋力の八〇%ぐらいをマックスとし、神経や筋肉の断裂を防いでいるのである。ところが命の危険に瀕した時、このリミッターは解除されるようになっている。これが「火事場の馬鹿力」である。

普段はもちろんリミッターの作動により、過ぎることはない。すなわち限界を越えてやり過ぎることはないのである。ところが、もしこのリミッターが何らかの理由で解除されているとしたら、例えば、仕事中毒（ワーカホリック）者は、このリミッターが解除されていて働くことが止められない。それゆえ、体が動く限り彼は働き続ける。そして止まる時は、心臓の止まる時である。これを過労死という。

この仕事への耽溺《たんでき》は、どうして生じたのか。それは内的空虚である。そして生きることの無意味さである。彼は仕事を辞めれば、このブラックホールのような空虚に吸い込まれてしまうのである。それに抗《あらが》う姿がまさに仕事中毒である。

(3) 病原菌(ウイルス)

ウイルスの予防は、自らの体の免疫力を高めることである。これはウイルスに対する抵抗力を持つということである。すなわち感染しないとは、人に影響されないということである。我が道を行き、我が意志を持ち、我が責任において決断することである。これが免疫力を高める。この意志を六〇兆個の細胞に及ぼす精神力こそ、最大の健康の秘訣である。

(4) 遺伝

既に遺伝子異常や先天性によって、免疫力に何らかの異常を来している場合、この遺伝子を書き換えなければならない。現在では、医学的にDNAは全て解明され、治療にまで使われている。DNAの暗号コードを読み取り、それを操作するところまで医学は進歩したが、一つだけ答えていないことがある。

それはなぜ、遺伝子の異常を来したのか。その原因はわからないのである。否、そもそもDNAがどうしてできたのかも、その二重螺旋構造の意味も、そして遺伝子が目指すその極限値(到達点)は何なのか、人は理解できない。DNAは人間という生物の体を使って、何を目指しているのだろう。

完全な生命体、不老不死の生命体を、その究極の遺伝子を運ぶだけの単なる乗物として人間の体を、否、生物を選んだのであろうか。私にはまだ、そのDNAの極限値が見えない。DNAはどこに向かおうとしているのか。

(5) ストレス

この前記四つを見てくると、この四つこそがストレスそのものである。ストレスの原因となる要素（ストレッサー）が、(1)暴飲暴食、(2)過労、(3)病原菌（ウイルス）、(4)遺伝である。医学的には、その要素は寒暑、騒音、化学物質や飢餓、感染、過労、睡眠不足など、そして精神緊張、不安、恐怖、興奮などとある。

これら物理化学的、生物学的、社会的なものの概念でわけているが、一言でいえば精神的外部刺激に対する反応といえる。それが心身に及びその機能変化までもたらした、その原因を総じてストレスといっている。要するに外部刺激に対する応力、すなわち精神的反応をストレスという。精神的反応をしない限り、ストレスは存在しないことになる。しかし、精神は諸々の外部刺激に対して反応してしまう。ただ、反応には二種類ある。それは快と不快である。快は喜びとして、不快は重さや負担として感じる。一般的定義によれば、後者だけをストレスと呼んでいる。

このストレスを整理すれば、先述した四つの因子が全て含まれていることがわかる。現象界に身を置く人間は、既に重力というストレスを感じている。月に行けば、このストレスは六分の一に減少される。肉体の負担感や荒涼たる何もない空間に身を置けば、精神的ストレスもゼロである。ストレスが病気の原因とするならば、月に移住してそこで生活をすれば、人はすぐさま健康体になる。と、いえないだろうか。

ただしこれには、人間の心の中にある感情という要素、情緒という情動の動き、そして生きるという意味の三つの要素を排除できた場合である。月面の空虚さが心の豊かさとして投影できるなら、人はそこで生きていける。三島由紀夫氏は、月面のクレーターの豊かの海を「豊饒《ほうじょう》の海」と言った。ところがその感情を人は、心から排除することも、なしにすることもできない。月の上に広がる宇宙を眺め続けて暮らす生活を人は送れるのであろうか、甚だ疑問である。

人間は知と共に情を併せ持ち、泣いたり笑ったり怒ったり怖がったりして、戦々恐々と生きているのである。心穏やかな日などありようがない。唯一それが可能なのは、体が麻痺するか、脳が痴呆になる以外にない。究極は脳死状態である。もう一つノウシがある。それは「脳止」である。

考えないようにするということは、思考の停止であり、それを「脳止」という。これを使えば月面にいる生活と何ら変わりはない。すなわち、ストレスフリーで健康に生きられるというものである。

健康になる

健康とは、そもそも病気でないということである。病気とは機能低下、器質障害による体の不具合である。機械論的に考えるとわかりやすい。車を例にとれば、エンジンは心臓で、オイルは血液、エアクリーナーは肺、サスペンションが脚、タイヤが足で、ボディが肉体の全体とするならば、それぞれのパーツが支障を来す場合が機能低下の病気であり、それが壊れてしまったのが器質障害である。

例えば足が、すなわちタイヤがパンクしてしまえば車は動かないのと同様に、人も足を骨折してしまえば歩けない。このように人間も一つの生物学的機械と見なされる。ゆえに、時折のメンテナンスと診断が必要なのである。

機械は、劣化と過度な負荷によって壊れる。大事に丁寧に使えば、長持ちするのである。肉体も機械も同じである。大事に扱うためには、構造の理解が第一である。構造を知らずして故障を発見することはできない。経年経過による劣化などは、部品の摩耗の知識やその機能低下のサインを知悉していなければならない。

例えば、車で燃費が悪くなってハンドルが重くなったとするならば、これはタイヤ空気圧の低いのに起因する。といった具合に、その原因を的確に知るためには構造を理解していることと、もう一つその兆候を察知し得るモニター能力である。これは車のモニターシステムと同様に、そのパーツの動きや状態を信号でやり取りしながらキャッチしているのである。これを部品との対話という。人間でいうならば、内臓知覚に相当する。この内臓知覚センサーは常に、意識、無意識にかかわらず全ての内臓と対話している必要がある。それに無頓着になることは、その兆候をモニターすることはできない。これが自覚症状を見逃しての手遅れということである。必ずその現象には兆候がある。

例えば、胃が痛い、胸焼けする、重いなど、胃腸の内部知覚が意識上にそれとして知覚される。このシステムを内部知覚という。これが過敏なセンサーである場合、心気症という。わずかな変化にも敏感に反応し過ぎて、胃がちょっと痛いだけで、例えば「チクチク」「シクシク」「ビリビリ」

としたわずかな痛みを、胃癌としてしまう。この過敏反応は、日常生活の障害となり心気症と診断されるのである。過敏でも鈍感でもない、程よい感度の知覚が健康維持する上で最も大切である。常に肉体と対話をし続けることが健康維持の秘訣である。

ここで問題が二つある。程よさはどのようにして獲得するのかということと、そもそも肉体と対話するとは、どういうことなのか。

(1) 程よさ

程よさとは、一つの事柄の両極の中央の支点、力学的支点を指すのではなく、両極の比率、すなわちバランスをいうのである。それは決して五〇対五〇ではない。例えば、血液検査で善玉と悪玉コレステロールの数値があるが、これは善玉だけでいいわけではなく、それに対応し、バランスの一方の極である悪玉コレステロールの存在量が零であることがベストではない。それなりの量が血液には必要なのである。

これは全ての血液成分にいえることで、赤血球、白血球、ヘモグロビン、血糖値なども、絶対の数値があるわけではなく、一定の数値の幅が存在する。

このように程よさとは、正と負のバランスによる。例えばアルコールにしても血液中に全く入れないよりは、「酒は百薬の長」といわれるように、程よい摂取量は健康の源になると古人はいっている。逆に「薬も過ぎれば毒となる」といわれているように、右にも左にも偏ることなく程よくバランスし、中庸を歩めということになる。

またしてもここで、最も曖昧な中庸という言葉に出会ってしまった。政治でいえば、右翼も左翼もなく中道を歩めということであるが、この政治的中道とは一体何を言っているのか。本書は政治学の本ではないので、専門的見解を述べることはできないが、政治における右を国家とするならば、左は国民である。この両者の利益を共に満たせる地点が中道であるといえる。

体でいえば、右が体、左が心、この心と体の利益を共に満たせる地点こそ、程ほどで中庸であるといえる。食で考えるとわかりやすい。目は、心は、食べたいと食欲旺盛であるが、体にはその摂取の限界と適量がある。このバランスこそメタボにならない身長体重の比率を作れる。しかしこのバランスを欠き、心の食欲に従うならば、肉体は過剰摂取となり肥満となる。これをお酒に直しても同じことである。肉体が摂取できるアルコール量は決まっている。ところが、心が酩酊を望むと体の摂取量を超えて飲酒することができる。心と体にリミッターのないのが人間の欠陥である。この欠陥が病を作る。

こうして見てくると、健康の第一条件は中庸ということになる。そしてバランスと程よさである。「過ぎたるは及ばざるが如し」を肝に命じることである。

(2) 肉体との対話

程よさに気付き、それを維持するために不可欠なのは、肉体の声を聞くということである。さて、この肉体の声を聞くとは一体何であろうか。

体は常に信号を発している。「お腹が痛い」「重い」「キリキリする」「チクチクする」とか「心臓がどきどきする」とか「呼吸が苦しい」とか「頭が痛い」とか、肉体はその系統に従って、脳にモニターをした結果の信号を送っている。それを人間は〝痛み〟として知覚する内部知覚センサーがある。この知覚こそ、体の危険信号の訴えである。この信号を聞くことを「体の声を聞く」という。これを病気の前兆である自覚症状という。肉体が心地よい時、すなわち健康である時は、体は何の信号も送らない。ゆえに、痛くもかゆくもない無痛状態である。否、肉体を持っていることすら忘れてしまう程の無自覚症状である。端的に言えば、肉体の存在を忘れている時が健康であるということである。その肉体の存在を知った時は、それは痛みでしかないから、病気の警告音を聞くことになる。痛みは肉体のアラートである。

全ての知覚信号は遮断されてしまい、その肉体の存在自覚が知覚として捉えられない時、人は無理矢理その痛みを作り出してでも、自己の存在と肉体の存在をこの地上に現そうとする。これが全身掻痒のアトピー皮膚炎となる。

ではどうして内部知覚、皮膚知覚を失ったのであろうか。それは無視されたからである。自己の知覚信号すら無視し、麻痺し、その存在が喪失されたからである。そうなると自らが痛み、かゆみを作り出して、その存在を明らかにするしかないのである。それがアトピー他、皮膚病である。

(3) 宇宙と対話する

体の声を内部知覚によって聞くためには、そもそもコミュニケーション能力を前提とする。そのコミュニケーションは、取りも直さず人と人との対話である。対話とは、自分以外の他者と己の主体が言葉によって交流することである。交流とは、言葉の意味を理解し、それを受け取り咀嚼し吸収し、己の言葉で他者に自らの欲望を伝え、返信として受け取るのは、他者の欲望である。

この他者を食物に言い換えると、食物の欲望は養分を他者に供与することである。そして自らは、栄養素となって、他者の中で生き続けることである。これが、人間が食物を食べるということであり、食物の欲望を受け取るということである。その栄養を吸収した人間は、また作物の種をまき、育て、収穫し、それを食するのである。この無限循環を対話という。

この循環は、食物とのコミュニケーションは、生きとし生けるもの、否、この宇宙全体とのコミュニケーションをしていることに他ならない。我々は宇宙を食べ、宇宙に生かされているのである。対話をもう一度肉体の次元に戻せば、体の声を聞く、すなわち内臓知覚を働かせ、その信号との対話によって体は調節されバランスをとり、健康を保つということになる。意識がそれを行う。程よい内部知覚への働きと、外部への意識の働きの配分バランスが必要となる。この体と外的世界との対話を常に怠りなくしていくために必要なことは、私という存在がこの宇宙の中で生かされているという自覚である。肉体も小宇宙であり、それを取り囲む宇宙もまた、この私の小宇宙の延長にあるものである。

こうして私という存在は、宇宙と一体となるのである。これは宗教ではない、立派な精神科学の結論である。そして一つの真理である。この宇宙との一体感こそ、内と外の間にいる私という存在の確かな位置であり、実存である。内とは肉体という内的小宇宙であり、外とは地球をはらむ、すなわちあらゆる銀河をはらむ宇宙のことである。膨張し続ける宇宙は、何を目指してどこに向かっているのだろう。それはわからないが、人間が一つの小宇宙ならば、きっとその限界点はあるはずである。人間も、たった一個の受精卵の大きさは〇・一四ミリほど、重さ一グラムの百万分の一から、我々の命は始まった。それが、身長百数十センチから体重数十キロの重さまで膨張したのである。僅か〇・一四ミリと一グラムの百万分の一の質量が、十数年ほどかけてその大きさは約一万数千倍で、その重さは四百数十億倍になるのである。まさに宇宙の膨張比率も、人間のそれと同様に膨張しているはずである。

この考えを推し進めていくと、宇宙にもオスとメスがあり、宇宙と宇宙が新たな宇宙を作っている可能性がある。その宇宙を創り出した宇宙は、鮭が産卵してその命を終えるように、宇宙も消えていく。そして新しい命である宇宙が生まれる。

人間の心と体の対話を紐解いていくと、宇宙と宇宙の新たな宇宙を創り出す生成行為が見えてくる。これは一つの行為である。肉体の成長と身体の、そして心の成長は、この宇宙の営みと共にあることを知るならば、人は健康で、そして長々と生き続けることができるだろう。

(4) 健康の三か条

一、ストレスを溜めない
二、程よさ
三、肉体との対話

この三か条を日々の生活の中で心がけて自己管理、そして身体管理をするならば、必ず健康は得られる。ただ一つ問題がある。人間の動機を作るのは心である。ならば、健康になりたいという意志を持っていることが大前提である。これは言い換えれば、幸福になりたいという積極的で向上心あふれるプラス思考による前進する心が必要である。その前進の先にある目標が「幸福になりたい」、そのためには「健康である必要がある」と心に刻まれている人のみがこの三か条を実践できる。

しかし、人は口では何とでも言える。その心の真相は無意識であるために、必ずしも全ての人が無意識的に幸福を望んでいるかといえない。フロイトがいうように人間には二つの欲動がある。一つはエロス（生きようとする意志）、もう一つはタナトスという死の欲動があると分析されている。この死の欲動を抑圧するためには、前向きに、積極的にプラスの言葉に書き換える必要がある。否、その文字を心に刻まなければならない。それは「楽」である。この「楽」という文字は楽しいともいう。体が楽に、心が楽に、そして楽しく生きる。これが幸福の中身である。この一文字をしっかりと心に刻み生きていくというこの刻印こそ、健康の最大の、そして最高の要である。

現実はこの「楽」がそう容易に刻めるわけでもなく、外から無理矢理取り入れる羽目になる。その時はこの「楽」に草冠が付いてくるのである。これを「薬」という。健康の秘薬は、実はこの草冠を取った「楽」だったのだ。

あとがき

一年猶予にわたる執筆の期間中、病気、症例に取り組んできたが、書き続けるに及んで新たな病気に数々出会い、多くの臨床とその病の本質の言葉に出会ってきた。その病気の一つ一つが訴えていることは、言えない主体の苦痛な叫びだった。「俺を殺さないでくれ」という、まさにこの主体の叫びは、言葉で表せないために体の症状として語ったのである。

病気の症状とは、いかなる病気であろうとも、それは主体の悲痛な語らいでしかない。その声を聞いて言葉にしてあげることで、もう一度主体を生き返らせることが病気の治療だった。すなわち、症状の意味を抜き取るという言語化の作業こそ、病気の治療であり精神分析そのものだった。

精神分析は決して病気の治療を目的としたものではなく、あくまで主体の欲望の分析である。すなわち主体を活き活きと輝かしく、その存在を象徴界に記名することなのである。この主体の象徴化への象徴的登録こそ、精神分析の成せる業なのである。この業が病気を消してしまうのである。決して病気を治したのではない。病気そのものを消したのである。

この本が多くの人の目に触れ、一人でも多くの方が健康で長寿の人生を送ることができるよう願いつつ筆を置く。

二〇一七年六月一四日

東松山ホテルヘリテイジ・リゾートにて

大澤秀行

大澤秀行（おおさわ・ひでゆき）
1951年、埼玉県熊谷市生まれ。出版社に勤める傍ら岩波講座『精神の科学』（岩波書店）全十巻別巻1を独学で読破し、31歳からカウンセリングの臨床に取り組む。41歳で「大澤精神科学研究所」を立ち上げる。フロイトの言う素人分析家の草分け的な民間精神療法を始め、今日に至る。そして社会的立場をインテグレーター（心の結合を補助する人）とした。2003年に『心的遺伝子論』を、2008年に『運命は名前で決まる』を上梓。

病気は心がつくる

2018年12月1日　初版第1刷印刷
2018年12月10日　初版第1刷発行

著　者　大澤秀行
発行者　森下紀夫
発行所　論創社
東京都千代田区神田神保町2-23　北井ビル
tel. 03（3264）5254　fax. 03（3264）5232
web. http://www.ronso.co.jp/
振替口座　00160-1-155266

装幀／奥定泰之
組版／フレックスアート
印刷・製本／中央精版印刷

ISBN978-4-8460-1762-0